# Die heilsame Kraft der Chakren

## Yoga, Meditation und Energiearbeit als Selbstheilungsmethoden für mehr Lebenskraft, Klarheit und innere Balance

Inklusive Chakren-Selbsttest und Rezepte

Eva Birkholz

Soulmate Verlag

ISBN: 978-9-4648532-6-1



Haftungsausschluss:

Die hier dargestellten Inhalte dienen ausschließlich der neutralen Information und allgemeinen Weiterbildung. Sie stellen keine Empfehlung oder Bewerbung der beschriebenen oder erwähnten diagnostischen Methoden, Behandlungen oder Arzneimittel dar. Der Text erhebt weder einen Anspruch auf Vollständigkeit noch kann die Aktualität, Richtigkeit und Ausgewogenheit der dargebotenen Information garantiert werden. Der Text ersetzt keinesfalls die fachliche Beratung durch einen Arzt oder Apotheker und er darf nicht als Grundlage zur eigenständigen Diagnose und Beginn, Änderung oder Beendigung einer Behandlung von Krankheiten verwendet werden. Konsultieren Sie bei gesundheitlichen Fragen oder Beschwerden immer einen Arzt! Der Verlag und die Autorin übernehmen keine Haftung für Unannehmlichkeiten oder Schäden, die sich aus der Anwendung der hier dargestellten Information ergeben.

# Die heilsame Kraft der Chakren

Eva Birkholz

# Inhaltsverzeichnis

# Vorwort

Liebe Leserin, lieber Leser,

zuallererst möchte ich dir zum Erwerb dieses Buches gratulieren. Ganz egal, ob du bereits seit längerer Zeit aktiv Energiearbeit machst oder noch ein Neuling auf dem Gebiet bist – die Auseinandersetzung mit deinem Energiesystem und deinen Chakren kann dein Leben grundlegend verändern.

Die meisten Menschen in der westlichen Welt haben den Begriff „Chakra" (Plural: „Chakras" oder „Chakren") zumindest schon einmal gehört. Oft können sie jedoch nicht viel damit anfangen und denken dabei an Räucherstäbchen, seltsame Verrenkungen und Mantra-Singen in sektenartigen Gemeinschaften. Häufig wird die Arbeit mit dem Energiekörper als esoterischer Nonsens abgetan und belächelt. Dabei haben die Chakren eine jahrtausendealte Geschichte – sowohl in der indischen Tradition als auch in anderen spirituellen Systemen. Allerdings funktionieren spirituelle Entwicklung und Heilung grundlegend anders als moderne Medizin. Es gibt keine Pille, die gesund macht, und keinen Arzt, der dir sagt, was du zu tun hast. Stattdessen ist ungleich mehr Selbstverantwortung gefragt. Es geht darum, dich auf sämtlichen Ebenen selbst zu erkennen und die tiefe innere Weisheit zu erfahren, die in jedem Menschen wohnt. Wenn du dazu bereit bist, kann die Chakra-Arbeit dir zu mehr Lebensglück, Wohlgefühl, Energie, Fokus und Zufriedenheit verhelfen. Auch für naturwissenschaftlich orientierte Menschen lässt sich die Energie der Chakren, selbst wenn sie nicht anatomisch oder medizinisch im Körper verortbar erscheint, durch Meditation und Innenschau erfahrbar machen – Spiritualität und Wissenschaft schließen sich nämlich, entgegen landläufiger Vorurteile, keinesfalls aus.

Dieses Buch ist für all jene geschrieben, die sich auf den inneren Weg begeben wollen. Es ist insbesondere als eine Einführung gedacht, die dir einen umfassenden Überblick über das Thema verschaffen soll. Doch auch wenn du bereits Erfahrungen mit der Energiearbeit gemacht hast, wirst du sicherlich die eine oder andere Übung mitnehmen können, die du vorher noch nicht kanntest. Ich werde dir die spirituellen Konzepte hinter den Chakren von Grund auf erklären, sodass du auch die größeren Zusammenhänge verstehen wirst. Du hast die Möglichkeit, dich während der Lektüre mit jedem deiner Energiezentren intensiv auseinanderzusetzen und die Qualitäten, die es mit sich bringt, in dein Leben einzuladen.

Am Anfang werde ich dir erklären, in welchen philosophischen und religiösen Weltanschauungen die Chakra-Lehre verortet ist und auf welche Weise sie dein Leben beeinflussen kann. Ferner werden wir gemeinsam die sieben Hauptchakren betrachten und uns damit beschäftigen, was passiert, wenn Chakren blockiert sind und wie wir sie wieder ins Gleichgewicht bringen können. Neben der Theorie, die notwendig ist, um das Thema vollumfänglich zu begreifen, werde ich dir in jedem Kapitel konkrete Übungen vorstellen, die du zu Hause praktizieren kannst. Außerdem habe ich einen Fragebogen für dich konzipiert, den du am Ende des Buches findest. Er wird dir einen ersten Eindruck darüber geben, ob ein Chakra bei dir im Ungleichgewicht sein könnte und welches es ist.

Du bist ganz frei zu entscheiden, in welcher Reihenfolge du dieses Buch bearbeitest, und darfst dich dabei ruhig auf deine Intuition verlassen. Ich empfehle dir, zuerst das Theorie-Kapitel zu lesen, um die Hintergründe der Energiearbeit zu verstehen. Anschließend kannst du entweder den Fragebogen ausfüllen und danach die Kapitel zu den einzelnen Chakren lesen. Dieses Vorgehen hat den Vorteil, dass du die Kapitel bereits mit einem fokussierten Geist angehst und möglicherweise besser spürst, welche für dich besonders relevant sind. Oder du liest die Kapitel der Reihe nach und widmest dich erst zum Schluss dem Fragebogen, um dir zunächst selbst ein Bild zu machen und dich weniger durch das Ergebnis beeinflussen zu lassen. Grundsätzlich ist es auch hilfreich, nach der ersten Lektüre das Buch immer wieder einmal in einem Kapitel aufzuschlagen, das dir in der jeweiligen Lebenslage relevant erscheint – denn die Arbeit an und mit sich selbst hört niemals auf. Vor allem im Theorie-Teil wird der eine oder andere Fachbegriff fallen, der möglicherweise neu für dich ist. Damit du den Überblick behältst, habe ich im Anhang ein Glossar eingefügt, in dem du jederzeit nachschlagen kannst.

Nimm dir die Zeit, die vorgeschlagenen Übungen auch wirklich auszuprobieren. Nicht jede wird dir auf Anhieb gefallen. Manchmal sind es jedoch gerade die Übungen, die zunächst am unbequemsten erscheinen, die am Ende den größten Nutzen für uns haben. Besonders die Widerstände, denen wir begegnen, können uns etwas über unsere Themen lehren. Wie mit so vielen Dingen im Leben ist auch hier der Satz des Yogameisters Swami Sivananda sehr passend:

„Ein Gramm Praxis ist mehr wert als eine Tonne Theorie."

Damit meine ich, dass du dieses Buch nicht nur rational versuchen solltest zu durchdringen. Viele Dinge, die du in der Arbeit mit deinen Chakren lernen kannst, entziehen sich nämlich dem Verstand. Viel wichtiger ist es, ins Tun zu kommen und eigene Erfahrungen zu machen.

Du bist skeptisch, dass die Chakra-Arbeit etwas für dich ist? Wunderbar! Du solltest nichts ungeprüft glauben, was ich dir erzähle. Ich lade dich dennoch ein, die Übungen auszuprobieren und mit einem offenen Geist die Informationen anzuschauen, die hier auf dich warten. Bist du neugierig geworden? Perfekt! Neugierde und eine aufmerksam-forschende Grundeinstellung sind die besten Voraussetzungen, um sich auf die spirituelle Reise zu begeben.

Bevor wir anfangen, möchte ich noch darauf hinweisen, dass die eigenständige Energiearbeit eine gewisse körperliche und seelische Stabilität voraussetzt. Wenn du anfängst, dich mit deinen Chakren auseinanderzusetzen, kannst du damit viel für deine Gesundheit und dein inneres Gleichgewicht tun. Für den Fall, dass ernsthafte körperliche oder mentale Probleme vorliegen, solltest du dich auf deinem Heilungsweg von einer fachkundigen medizinischen und/oder psychologischen Begleitung unterstützen lassen. Auch in diesem Fall kann die Energiearbeit zusätzlich eine wertvolle Ressource für dich sein. Sie ersetzt jedoch keinen medizinischen Rat und sollte keinesfalls anstelle einer Psychotherapie angewandt werden.

# Kapitel 1

# Die theoretischen Hintergründe

Wie bereits im Vorwort erläutert, soll dieses Buch dich vor allem dazu ermächtigen, eigene praktische Erfahrungen zu machen. Zunächst möchte ich dich allerdings mit den dafür notwendigen theoretischen Hintergründen versorgen:

Was genau ist ein Chakra und woher kommt der Begriff eigentlich?

Welche Rolle spielen Chakren in der Yogaphilosophie und im tantrischen Hinduismus?

Wie entstehen die Chakren und was passiert, wenn sie aus dem Gleichgewicht geraten?

Was geschieht mit den Chakren nach unserem Tod?

Was ist die Kundalini-Energie und warum haben wir nach der Yogalehre mehr als nur einen Körper?

Falls du von „Kundalini“ noch nie etwas gehört hast und „Tantra“ nur vage mit irgendwelchen abgehobenen Sexualpraktiken assoziierst – keine Sorge. Wir werden alles Wichtige Schritt für Schritt durchgehen.

## Chakra, Prana und Nadis

Der Begriff „Chakra“ kommt aus dem Sanskrit. Sanskrit ist eigentlich ein Sammelbegriff für verschiedene indische Sprachen, unter anderem die der Veden. Die Veden gehören zu den wichtigsten religiösen hinduistischen Schriften. Aus der vedischen Religion, die als älteste indische Religion gilt, ging später der Hinduismus hervor. Ursprünglich waren die Veden mündlich überliefert und sind erst Jahrtausende später verschriftlicht worden. Sämtliche bedeutsame hinduistische Texte, so auch die Upanishaden (ein Teil der Veden und gewissermaßen deren Essenz) und die Bhagavad-Gita, wurden ursprünglich auf Sanskrit verfasst, weswegen es im Hinduismus als heilige Sprache gilt. Das moderne Sanskrit wird auch heute teilweise noch gesprochen, wenn es auch vor allem bei religiösen Zeremonien und Ritualen eine Rolle spielt. Diese Sprache unterscheidet sich natürlich von der Sprache der Veden. Sanskrit spielt in Südasien eine ähnliche Rolle wie Latein in Europa. Im Gegensatz zum Latein gibt es jedoch aktuelle Bemühungen, die Sprache wiederzubeleben und neue Wörter für das moderne Leben zu entwickeln.

„Chakra“ bedeutet direkt übersetzt so viel wie „Rad“ oder „Kreis“ und stammt ursprünglich aus der Tradition des tantrischen Hinduismus. Heutzutage denken viele Menschen, wenn sie „Tantra“ hören, an eine Art Liebeskunst, die eng mit dem Kamasutra verknüpft ist. Den Tantrismus auf die Erotik zu reduzieren, würde ihm jedoch nicht einmal im Ansatz gerecht. Vielmehr handelt es sich um einen spirituellen Pfad, der sich innerhalb des Hinduismus und des Buddhismus entwickelt hat und der sämtliche Lebensbereiche in seine Lehren einbezieht. Hauptsächlich ist Tantra ein experimenteller Weg, um das eigene Bewusstsein sukzessive zu erweitern und das eigene Potenzial zu entfalten. Das übergeordnete Ziel ist es, die Erleuchtung oder Befreiung (Moksha) zu erleben – das Ausbrechen aus den ständigen Zyklen aus Wiedergeburt und Tod. Mehr als eine Religion ist Tantra eine Art Lebenseinstellung, die Erfahrungen und Intuition über reines Buchwissen stellt. Tantriker/-innen sind keine Gelehrten der alten Schriften, sondern Menschen, die die spirituellen Lehren tagtäglich praktizieren.

Die Chakra-Lehre spielt, wenn auch unter verschiedenen Namen, in vielen spirituellen Systemen über den gesamten Erdball verteilt eine Rolle. In sämtlichen Kulturen auf unterschiedlichen Kontinenten gibt es Vorstellungen über Energiezentren, die sich in ihren Hauptaspekten sehr ähneln. So beinhaltet die schamanische Bön-Religion Tibets, die später mit dem Buddhismus verschmolzen ist, ein Konzept der Chakren. Auch die Inka in Südamerika hatten ein Chakra-System. Hier gab es insgesamt neun Chakren, von denen sieben denen des Hinduismus entsprechen. Weitere, weniger bekannte Systeme finden sich bei den Zulu, den Cherokee und den Hopi. Auch in Europa gab es ursprüngliches Chakra-Wissen, das wahrscheinlich durch die Christianisierung im Laufe des Mittelalters verloren gegangen ist. Vielleicht finden deshalb heute viele Menschen der westlichen Welt nur schwer einen Zugang zur Chakra-Lehre. Dennoch gibt es seit dem letzten Jahrhundert auch in Europa Bestrebungen, das alte Wissen wiederzubeleben, beispielsweise durch die Einflüsse von Yoga und von Meditationspraktiken. Sowohl spirituelle als auch energetische Konzepte erhalten aktuell einen Aufschwung und finden erneut Anhänger/-innen. So spielen die Chakren heutzutage in sämtlichen Traditionen eine Rolle, die auch in der westlichen Welt verbreitet und bekannt sind: Reiki, Ayurveda, die traditionelle chinesische Medizin (TCM) und natürlich Yoga.

Was genau sind nun eigentlich Chakren? Wir verstehen darunter eine Art feinstofflichen Energiewirbel, daher auch die Bezeichnung „Rad". Die Chakren befinden sich weder auf der körperlichen Ebene der Physiologie noch auf der geistigen Ebene der Gedanken und Gefühle. Stattdessen gibt es die Vorstellung von einer weiteren Ebene, die aus Energie besteht. Obwohl Chakren kein Teil unserer grobstofflichen Anatomie sind, lassen sie sich im Körper an verschiedenen Stellen visualisieren. So wirken sie insbesondere auf umliegende Organe, aber auch auf unsere Gedanken, Gefühle, Stimmungen und das Hormonsystem.

Die Körper von allen Lebewesen werden von einer universellen Lebensenergie durchströmt, im Sanskrit „Prana" genannt. Prana ist nötig, um sämtliche körperliche und geistige Prozesse umzusetzen und zu unterstützen. Ist die Lebensenergie in uns schwach, fühlen wir uns müde, deprimiert und antriebslos. Ist die Energie hingegen im Fluss und im Gleichgewicht, fühlen wir uns kraftvoll, stark und selbstbewusst. Das Prana fließt hauptsächlich entlang der sogenannten Nadis. Auch dieses Wort entstammt dem Sanskrit und bedeutet „Rohr“ oder „Kanal“. Nadis sind also feinstoffliche Energiekanäle, die den gesamten Organismus durchziehen. Es ist unklar, wie viele Nadis genau es gibt, ihre Zahl unterscheidet sich in den verschiedenen Traditionen stark und liegt zwischen 72 000 und 350 000. Das Konzept der Nadis ist vergleichbar mit dem der Meridiane in der traditionellen chinesischen Medizin. Auch hier wird der Körper von Energiebahnen durchzogen, in denen das Qi fließt, das die Lebensenergie darstellt. Durch Akupunktur oder Akupressur kann schließlich ein Zugang zum feinstofflichen Qi erlangt werden, was verschiedene körperliche und mentale Prozesse beeinflusst.

Obwohl es eine so große Zahl an Nadis gibt, sind einige größer und bedeutsamer als andere. Die drei wichtigsten heißen Ida, Pingala und Sushumna. Zu ihnen komme ich weiter unten gesondert, an dieser Stelle erst einmal zurück zu den Chakren: Die Vorstellung ist, dass es verschiedene Punkte im Körper gibt, an denen die Energiekanäle zusammenlaufen und sich bündeln. Das also sind die Chakren, von denen es im Tantrismus sieben gibt. In anderen Traditionen spricht man auch von sechs oder neun Chakren, die sich allerdings in Funktionsweise und Lage häufig überschneiden. In diesem Buch beziehe ich mich auf das System der sieben Chakren. Du kannst dir die Chakren als eine Form von Energiewirbel vorstellen, die ständig zirkulieren. Dabei ziehen sie die feinstoffliche Energie, das Prana, aus unserem Umfeld in unser energetisches System hinein.

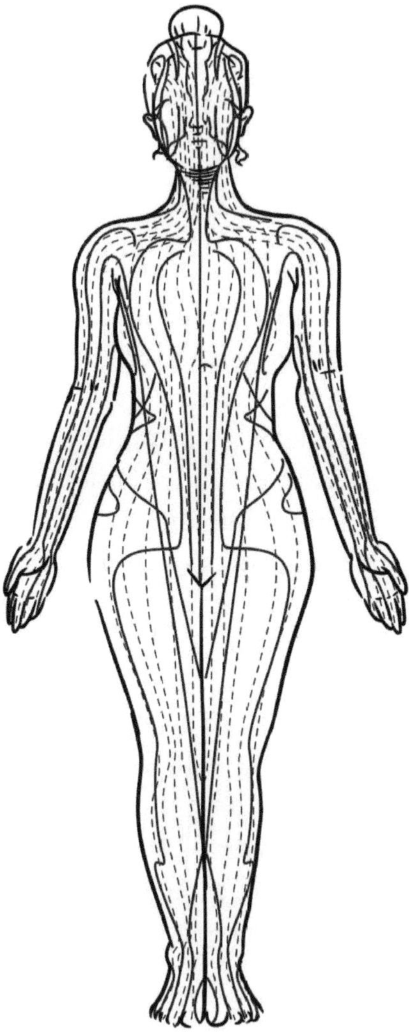

Nadis: Die Energiekanäle des Körpers

### Zusammenfassung

Die Lebenskraft im Hinduismus wird **Prana** genannt. Auf Sanskrit bedeutet das „Lebenshauch“ oder „Lebensatem“.

Das Prana fließt in feinstofflichen Energiekanälen, den **Nadis**.

Die Zentren, in denen viele Nadis zusammenlaufen, werden **Chakren** genannt.

Ebenso wenig wie die Seele eine physische Entsprechung hat, sind die Chakren organisch greifbar. Dennoch sind sie auf eine Weise im Körper verortet. Diese Bewusstseins- und Energiezentren liegen also gewissermaßen zwischen dem grobstofflichen physischen und dem feinstofflichen geistigen Körper und können beide beeinflussen. Sie wandeln Energie aus der Umgebung um und führen sie dem Organismus zu. Gleichzeitig sorgen sie dafür, dass auch wir selbst eine Art energetisches Feld besitzen, mit dem wir andere Wesen um uns herum beeinflussen. Die Energien, die wir aufnehmen, können sowohl im physischen Körper (als Körperempfindungen oder Schmerzen zum Beispiel) als auch im feinstofflichen Körper (als Gedanke, Gefühl oder Stimmung) wahrgenommen werden. Jedes der sieben Chakren schwingt in seiner eigenen Frequenz und wird einer bestimmten Farbe zugeordnet. Ist eines der Chakren gestört oder blockiert, kann es zu diversen Problemen auf sämtlichen Ebenen kommen. Wie diese Probleme konkret aussehen, hängt davon ab, welches Chakra blockiert, über- oder untererregt ist.

## Ida, Pingala und Sushumna

Du hast bereits gelernt, dass es drei besonders wichtige Nadis gibt: Ida, Pingala und Sushumna. Daneben gibt es elf weitere bedeutende, auf die ich jedoch an dieser Stelle nicht weiter eingehen möchte, da sie für den Einstieg keine ganz so große Rolle spielen.

Als wichtigstes Nadi gilt Sushumna. Diese Energiebahn verläuft entlang der Wirbelsäule vom Beckenboden bis hoch zur Scheitelkrone. Auf Sushumna Nadi befinden sich alle sieben Chakras.

Jedes Chakra versorgt dabei einen bestimmten Bereich des Körpers mit Energie. Im Kundalini-Yoga heißt es, dass am unteren Ende von Sushumna die Kundalini-Kraft schlummert. Dabei handelt es sich um eine heilige, jedem Menschen innewohnende spirituelle Kraft, die in der Regel jedoch nicht aktiv ist. Erst durch Bewusstseinsarbeit, Meditation, Atemübungen oder Yoga kann sie erweckt werden. Mit dem spirituellen Erwachen erwacht also auch irgendwann die Kundalini-Kraft. Die meisten Menschen beschreiben dies als ein überaus kraftvolles und intensives Erlebnis, das mit nichts anderem vergleichbar ist. Beim Kundalini-Erwachen steigt die Energie entlang der Wirbelsäule über die sieben Chakren nach oben auf und strahlt schließlich aus dem obersten, dem Scheitelchakra (Sahasrara), in den Himmel. Dabei werden Gefühle höchster Glückseligkeit erlebt sowie eine Einheitserfahrung mit dem Göttlichen. Aber auch körperliche Empfindungen wie ein Prickeln, Hitze oder Kälte entlang der Wirbelsäule sowie starke Energieflüsse, gleichsam elektrische Ströme, werden berichtet. Manche Menschen hören dabei innere Klänge oder sehen ein strahlendes Licht vor ihrem geistigen Auge. Hinzu kommen extrem starke Emotionen, die von tiefster Depression bis hin zu höchsten ekstatischen Glücksgefühlen reichen. Auch wenn diese Beschreibung möglicherweise abschreckend auf dich wirkt – eine Kundalini-Erweckungserfahrung ist nichts, vor dem du Angst haben musst. Diese Phänomene sind zum einen vorübergehend, zum anderen kommen sie nur dann, wenn wir wirklich bereit sind, uns der eigenen schöpferischen Kraft zu öffnen.

Neben Sushumna gibt es noch zwei weitere wichtige Nadis: Ida und Pingala. Ida Nadi steht für die weibliche Energie und es werden mit ihr Kreativität, Ruhe, Kühle, Dunkelheit und Intuition assoziiert. Ida Nadi entspringt im untersten Chakra (Muladhara) und verläuft links neben der Wirbelsäule entlang bis zum linken Nasenloch. Es kreuzt die Wirbelsäule an verschiedenen Punkten, dominiert jedoch die linke Körperhälfte und die rechte Gehirnhälfte. Ida entspricht der Mondenergie und dem Parasympathikus, jenem Teil des vegetativen Nervensystems, der für Entspannung und Regeneration verantwortlich ist. Ida Nadi steht für das, was im Chinesischen „Yin“ genannt wird.

Auch Pingala Nadi entspringt im Muladhara-Chakra. Es steht für die männliche Energie und verläuft rechts neben der Wirbelsäule entlang zum rechten Nasenloch. Auch Pingala kreuzt die Wirbelsäule, dominiert jedoch die rechte Körper- sowie die linke Gehirnhälfte. Es transportiert Wärme und steht für Sonnenenergie, Aktivität, rationales und analytisches Denken sowie für Durchsetzungsfähigkeit. Dieses Nadi entspricht dem Sympathikus – jenem Teil des vegetativen Nervensystems, der den Flucht-Kampf-Mechanismus initiiert, welcher mit der Ausschüttung von Adrenalin einhergeht. Im Chinesischen heißt es „Yang".

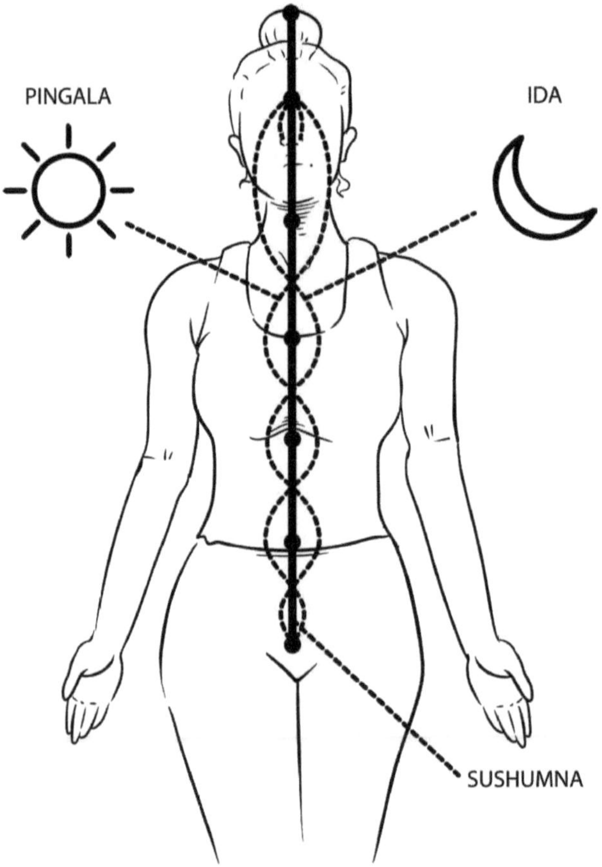


Für die farbige Version des Bildes scanne bitte den folgenden QR-Code:

Im Laufe eines Tages ist stets einer der beiden Energiekanäle aktiver als der andere, was sich sowohl auf das körperliche Empfinden auswirkt als auch auf die Neigung zu gewissen Stimmungen und Emotionen. Wenn du darauf achtest, wirst du bemerken, dass du in der Regel durch ein Nasenloch mehr atmest als durch das andere. Etwa alle ein oder zwei Stunden wechselt der Energiefluss und der entgegengesetzte Energiestrom wird aktiver. So fallen dann entweder die „männlichen Tätigkeiten" wie rationales Denken, körperliche Aktivität und Lernen oder die „weiblichen Tätigkeiten" wie Kreativität, Meditation und Reflexion leichter. Dadurch, dass die beiden Nadis durch die Nasenlöcher verlaufen, lassen sie sich über den Atem beeinflussen. Indem du bewusst für ein paar Minuten durch ein bestimmtes Nasenloch atmest, stärkst du die jeweilige Energie. Diese Technik kannst du einsetzen, wenn du etwas geplant hast, für dessen Umsetzung entweder die Ida- oder die Pingala-Energie von Vorteil wären. Probiere es aus!

Eine sehr bekannte Atemübung aus dem Yoga, die die beiden Energiekanäle harmonisiert und ins Gleichgewicht bringt, ist die Wechselatmung.

### Übung: Wechselatmung

Die Wechselatmung ist eine der bekanntesten yogischen Atemtechniken. Dadurch, dass sie den Atem beruhigen und in Balance bringen kann, wirkt sie sich auch auf den Geist ausgleichend und harmonisierend aus. Zudem werden durch sie beide Körperhälften in Einklang gebracht. Ist Pingala Nadi zu aktiv und du fühlst dich überspannt, wütend oder aufgeladen, kannst du dich durch die Wechselatmung wieder in einen friedvollen und gelassenen Zustand bringen. Ist hingegen Ida Nadi überaktiv und du fühlst dich müde, antriebslos und träge, dann kann die Wechselatmung dich aktivieren und dir neuen Schwung verleihen. Eine andere Bezeichnung für die Wechselatmung ist „Nadi Shodana", was übersetzt „Reinigung der Nadis" bedeutet. Dadurch, dass die Übung deine Nadis freier werden lässt, kann Prana, die Lebensenergie, wieder besser fließen, und du fühlst dich aufgeladen und beschwingt. Auf der körperlichen Ebene hilft die Übung dir dabei, deine Lungenkapazität zu erhöhen und das Herz-Kreislauf-System zu stärken.

Das Gute an der Wechselatmung ist, dass du sie überall und prinzipiell immer praktizieren kannst. Ein besonders guter Zeitpunkt sind jedoch die frühen Morgen- oder die späten Abendstunden nach Sonnenuntergang. Setze dich dafür zunächst bequem hin. Dabei ist es vor allem wichtig, dass deine Wirbelsäule aufgerichtet ist – nur so kann das Prana problemlos durch die Sushumna fließen. Optimal ist der Sitz auf einem Meditationskissen. Falls du Knie- oder Rückenprobleme hast, funktioniert alternativ auch ein Stuhl, auf dem du frei sitzen kannst, also ohne den Rücken anzulehnen. Deine linke Hand legst du nun bequem auf dem linken Oberschenkel ab. Deine rechte Hand gibst du ins sogenannte Vishnu Mudra, indem du Zeige- und Mittelfinger nach innen einklappst. Der Daumen steht zur Seite ab und der kleine Finger lehnt locker am Ringfinger. Die rechte Hand nutzt du nun, um abwechselnd mit dem Daumen das rechte Nasenloch und mit dem Ringfinger das linke Nasenloch zuzuhalten.

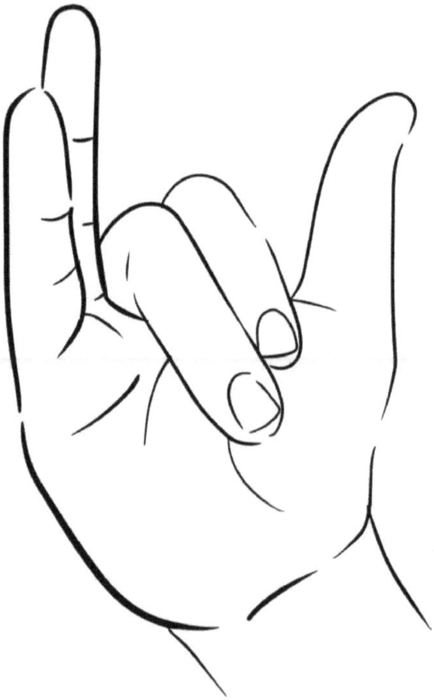

**Vishnu Mudra**

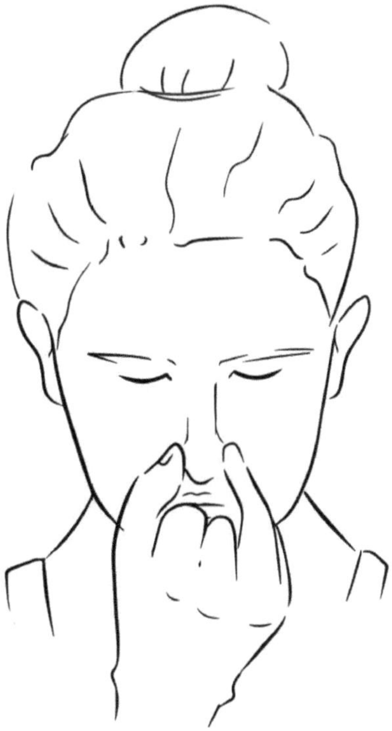

Der genaue Ablauf funktioniert folgenderweise:

1. Halte mit dem Daumen dein rechtes Nasenloch zu und atme schnell und kraftvoll über das linke Nasenloch ein. Zähle dabei bis vier.
2. Schließe mit dem Ringfinger auch dein linkes Nasenloch und halte deinen Atem an. Zähle dabei bis sechzehn.
3. Öffne dein rechtes Nasenloch und atme langsam und vollständig aus. Zähle dabei bis acht.
4. Das linke Nasenloch ist noch immer geschlossen. Atme nun über rechts ein, während du wieder bis vier zählst.
5. Schließe beide Nasenlöcher und halte den Atem an, wobei du erneut bis sechzehn zählst.
6. Öffne das linke Nasenloch und atme langsam aus, während du bis acht zählst.

Dieser Ablauf klingt am Anfang womöglich kompliziert, ist aber sehr einfach, wenn du ihn einmal verstanden hast. Anfänger/-innen sollten mit etwa zehn Runden beginnen – also zehnmal die sechs Schritte durchlaufen, die ich eben erklärt habe. Mit der Zeit kannst du dich auf etwa zwanzig Runden steigern. Außerdem ist es sinnvoll, langsam auch die Länge der jeweiligen Phasen zu steigern. Achte dabei immer darauf, dass du das Verhältnis eins zu vier zu zwei einhältst. So könntest du dich beispielsweise, wenn sich der Rhythmus von vier Sekunden einatmen, sechzehn Sekunden halten und acht Sekunden ausatmen entspannt anfühlt, auf fünf Sekunden einatmen, zwanzig Sekunden halten und zehn Sekunden ausatmen steigern.

## Die Entwicklung der sieben Chakren im Laufe des Lebens

Unser ganzer Körper wird also von Energiebahnen durchzogen, die sich in den einzelnen Chakren verdichten. Dabei ist es spannend, zu verstehen, wie sich die einzelnen Chakren im Laufe der Entwicklung ausdifferenzieren. Nach den Lehren des Yoga besitzt ein Embryo im Mutterleib zunächst nämlich nur ein einziges großes Chakra, dessen Zentrum im Herzen liegt. Dabei handelt es sich um ein besonderes Energiefeld, da das werdende Wesen noch mit dem Universum verbunden ist. Im Laufe der Schwangerschaft wächst dieses Chakra dann immer weiter und verzweigt sich zunehmend, wobei ab dem dritten Schwangerschaftsmonat jeden Monat ein weiteres Chakra entsteht. Die Differenzierung beginnt mit dem Scheitelchakra (Sahasrara), dem obersten Energiezentrum, und endet mit dem Wurzelchakra (Muladhara), dem untersten Energiezentrum. Ist die werdende Mutter sich dessen bewusst, kann sie bereits ab diesem frühen Zeitpunkt positiv Einfluss auf die Chakren ihres ungeborenen Kindes nehmen. Zum Zeitpunkt der Geburt schlafen die Chakren noch. Die Anlagen sind bereits vorhanden, jedoch noch nicht aktiv. In jedem der ersten sieben Lebensjahre öffnet und entwickelt sich nun jeweils eines der sieben Chakren. Diesmal läuft der Zyklus allerdings in umgekehrter Reihenfolge ab: Das Wurzelchakra, das sich im Mutterleib zuletzt gebildet hat, entwickelt sich nun im ersten Lebensjahr und das Kronenchakra im siebenten. Aus diesem Grund sind die ersten sieben Jahre des Lebens auch so prägend: Gibt es hier Schwierigkeiten oder Probleme, kann sich dies auf die Funktionsfähigkeit des jeweiligen Chakras auswirken und zu Störungen im späteren Leben führen. Damit einher gehen dann Über- oder Unterfunktionen bestimmter Chakren, die sich auf körperlicher, geistiger und energetischer Ebene zeigen können. Sind aber alle Chakren geöffnet und werden von Prana durchströmt, fühlen wir uns rundum wohl und energiegeladen. In den frühen Lebensjahren spielen in der Entwicklung der Chakren vor allem Themen wie Urvertrauen und der Umgang mit den eigenen Emotionen eine Rolle. Je älter wir werden, umso wichtiger wird auch die geistige und spirituelle Entwicklung. Auch wenn der Grundstein für die Funktionsweise der jeweiligen Chakren in den ersten Jahren eines Menschenlebens gelegt wird, ist es auch in späteren Jahren noch möglich, Einfluss darauf zu nehmen. Wie dies funktionieren kann, möchte ich dir im zweiten Kapitel erklären. Doch zuerst gibt es einen Überblick über die sieben Chakren und die dazugehörigen Entwicklungsthemen der ersten sieben Lebensjahre.

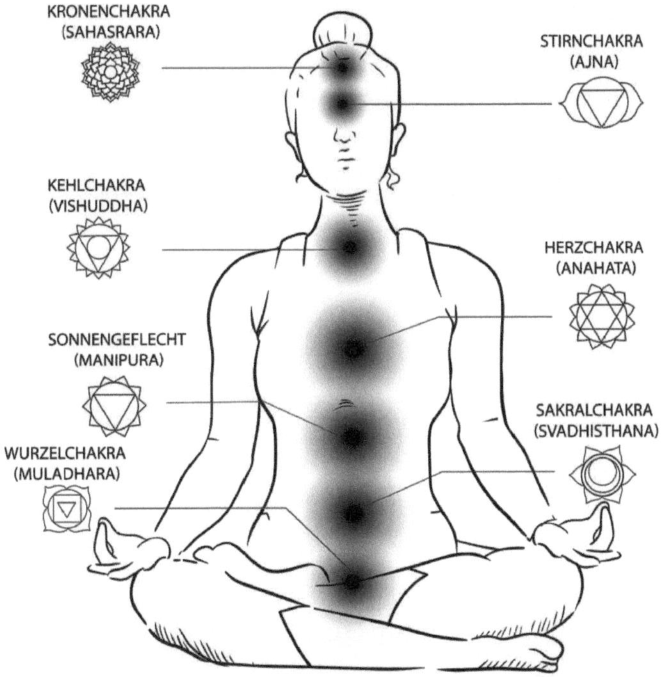

Für die farbige Version des Bildes scanne bitte den folgenden QR-Code:

### 1. Lebensjahr: Wurzelchakra (Muladhara)

Das Muladhara-Chakra befindet sich am untersten Ende der Wirbelsäule, kurz über dem Beckenboden. Es ist das Fundament, auf dem der gesamte Energiekörper gehalten wird. Alle weiteren Chakren bauen darauf auf. „Mula" bedeutet auf Sanskrit „Wurzel": Das Muladhara-Chakra symbolisiert unsere Verbindung mit dem Leben selbst. So ist das erste Lebensjahr geprägt von den Themen Urvertrauen und Lebenswille. Babys, wenn sie auf die Welt kommen, sind noch vollkommen hilflos. Für sie ist es lebenswichtig, dass sie liebevoll umsorgt werden und Geborgenheit vermittelt bekommen. Daher spielt es für die Entwicklung auch eine besonders große Rolle, dass Eltern die Signale ihres Babys verstehen, ernst nehmen und angemessen darauf reagieren. Wird das Baby liebevoll von seinen Bezugspersonen in der Welt empfangen, entstehen ein tiefes Vertrauen und das Gefühl, sicher in der Welt zu sein. Auch liebevolle Berührungen und das Tragen eng am Körper schenken Geborgenheit.

### 2. Lebensjahr: Sakralchakra (Svadhisthana)

Im zweiten Lebensjahr entwickelt sich das Sakralchakra. Es ist unterhalb des Bauchnabels (Sacrum) verortet, versorgt die Reproduktionsorgane mit Energie und wird deshalb oft auch als Sexualchakra bezeichnet. Mit ihm sind Instinkt, Gefühle und Unterbewusstsein, aber auch Genuss, Flow und Kreativität verbunden. Außerdem entwickelt das Kind im zweiten Lebensjahr ein Gefühl für den eigenen Körper. Liebevolle

Streicheleinheiten und das Eingehen auf die körperlichen Bedürfnisse helfen ihm zu lernen, seinen Körper als wertvoll und als einen Ort von Lust und Wohlgefühl wahrzunehmen.

Im zweiten Lebensjahr lernen Kinder neben ihrer eigenen Körperlichkeit auch ihre Emotionen kennen, die sie sehr intensiv spüren. So spielt es für die gesunde Entwicklung des Svadhisthana-Chakras nun eine wichtige Rolle, dass Eltern ihren Kindern ermöglichen, ihre Emotionen ungehindert auszuleben und auszudrücken. Nur so lernen Kinder, dass alle Gefühle ihre Berechtigung haben und zum Leben dazugehören. Werden vermeintlich „schlechte" Gefühle wie Wut oder Traurigkeit hingegen verdrängt, etwa weil die Eltern damit selbst nicht gut umgehen können, entstehen möglicherweise Blockaden. Dann fällt es später im Leben meist schwer, die eigenen Gefühle wahrzunehmen, geschweige denn sie auszudrücken.

### 3. Lebensjahr: Sonnengeflecht (Manipura)

Das Sonnengeflecht sitzt oberhalb des Bauchnabels und steht für Durchsetzungsfähigkeit, Kraft und Motivation. Menschen, deren Manipura-Chakra weit geöffnet ist und von Energie durchströmt wird, sind meist willensstarke Persönlichkeiten, die die Dinge anpacken und eigenverantwortlich ihren Weg gehen. Im dritten Lebensjahr lernt ein Kind, dass es selbst auf die Welt einwirken und sie in gewisser Weise manipulieren kann. Es beginnt, Dinge auch allein zu tun und sich ein Stück weit von den Eltern zu entfernen. Dabei spielt es für die Entwicklung eine wichtige Rolle, wie die Eltern auf dieses Selbstermächtigungsbestreben eingehen. Begrenzen sie ihr Kind zu streng? Oder geben sie im Gegenteil überhaupt keine Sicherheit durch liebevolle Beschränkungen? Kinder sollten in dieser Phase lernen, eigene Erfahrungen zu machen und auch manchmal zu scheitern. Sie beginnen, andere Menschen und auch sich selbst als eigenständige Persönlichkeiten wahrzunehmen. Sind die Begrenzungen zu eng und verhindern dies, kann es zu Blockaden im Sonnengeflecht kommen, die später im Leben zu übertriebener Anpassung oder zwanghaften Verhaltensweisen führen.

### 4. Lebensjahr: Herzchakra (Anahata)

Im vierten Lebensjahr lernen Kinder, sich in andere hineinzuversetzen, mit anderen zu teilen und sich um andere zu sorgen. Für all das steht das Anahata-Chakra, das sich auf der Höhe des Herzens befindet. Auch künstlerische Ausdruckskraft und Selbstwertschätzung entwickeln sich in dieser Lebensphase. Daher ist es wichtig, dass Eltern die Kunstwerke ihrer Kinder nicht bewerten – schon gar nicht negativ. Alles, was Kinder erschaffen, ist Ausdruck ihrer inneren Seelenwelt. In dieser Phase lernen sie, zu geben und zu nehmen. Nur wenn das Bedürfnis nach Liebe und Zuneigung ausreichend erfüllt worden ist, können die Kinder im späteren Leben auch Liebe annehmen und Liebe geben. Bei Blockaden im Herzchakra hingegen kann es später zu Eifersucht, Neid und besitzergreifenden Verhaltensweisen kommen: Durch das Gefühl, benachteiligt zu werden, fällt es schwer, anderen etwas zu gönnen.

### 5. Lebensjahr: Kehlchakra (Vishuddha)

Das Kehlchakra befindet sich in der Mitte des Halses über dem Kehlkopf. Es ist das Zentrum der Kommunikation, der Ausdrucksfähigkeit und der inneren Stimme. Kinder können nun reden, plaudern und sogar schon diskutieren – all dies ist wichtig, um die eigene Weltsicht mitzuteilen. Häufig kommt es im fünften Lebensjahr zu einem enormen Sprung in der Sprachentwicklung. Eltern können dies unterstützen, indem sie mit ihren Kindern viel reden und sie erzählen lassen. Vishuddha-Chakra ermöglicht außerdem den Ausdruck über Klänge, also beispielsweise die eigene Stimme und Musik. Das fünfte Lebensjahr ist der beste Zeitpunkt, um ein Instrument zu lernen.

### 6. Lebensjahr: Stirnchakra (Ajna)

Das Stirnchakra wird oft auch als drittes Auge bezeichnet. Es liegt in der Mitte des Kopfes, leicht über und zwischen den beiden Augenbrauen. Als Sitz der reinen Präsenz der Seele verbindet das Stirnchakra uns mit unserer Intuition und einer höheren inneren Führung. Außerdem ist es assoziiert mit dem Bewusstsein und dem höheren Geist. Im sechsten Lebensjahr stellen Kinder meist viele Fragen und wollen alles wissen und herausfinden. Mit der Öffnung des Stirnchakras beginnt auch ein Erwachen der geistigen Bedürfnisse. Eltern sollten in dieser Phase dem Wissensdurst ihrer Kinder mit Offenheit begegnen und ihn nicht begrenzen. Stattdessen können sie gemeinsam mit ihnen die Welt entdecken und Neues herausfinden, um die Bindung zu stärken.

### 7. Lebensjahr: Kronenchakra (Sahasrara)

Im siebenten Lebensjahr öffnet sich schließlich auch das letzte Chakra: Sahasrara. Der Name bedeutet im Sanskrit so viel wie „tausendfach" oder „tausendfältig". Das letzte Chakra befindet sich direkt am und über dem Scheitelpunkt des Kopfes und steht für die Verbindung mit dem Göttlichen und dem Universum. In dieser letzten Phase des Kindheitszyklus manifestieren sich auch spirituelle Bedürfnisse. Kinder beschäftigen sich jetzt viel mit dem Sinn des Lebens, dem Tod und dem Göttlichen. Eltern, die einen guten Draht zu ihrer eigenen Spiritualität haben, können in dieser Phase ihren Kindern die Religiosität näherbringen. Wichtig ist es, dass die „großen Fragen" und Gefühle der Kinder ernst genommen werden. Auch erste meditative Erfahrungen sind in dieser Zeit möglich.

## Der große Zyklus

Bei der Beschäftigung mit der Entwicklung der Chakren zeigt sich, dass es insgesamt zwei Zyklen gibt: den Kindheitszyklus der ersten sieben Jahre, in dem sich nacheinander die Chakren öffnen, sowie eine weitere Unterteilung der Lebensabschnitte in einen großen Zyklus. So spielt zusätzlich alle sieben Jahre ein Chakra eine besonders wichtige Rolle und ist aktiver als die anderen. In den ersten sieben Jahren des Lebens ist es das Wurzelchakra. In den nächsten sieben Jahren, bis zum 14. Lebensjahr, in dem meist die Pubertät einsetzt, das Sakralchakra. Vom 14. bis zum 21. Lebensjahr steht das Sonnengeflecht im Zentrum, von 21. bis 28. das Herzchakra. Die Lebensjahre 28 bis 35 sind dem Kehlchakra gewidmet, 35 bis 42 dem Stirnchakra und 42 bis 49 dem Kronenchakra. Mit dem 50. Lebensjahr schließlich beginnt der Kreislauf wieder neu. Da jedes Chakra aber jenseits der fünfzig bereits entwickelt und geöffnet wurde, läuft dieser zweite Zyklus nun auf einer höheren Schwingungsebene ab. Immer dann, wenn wir ein Chakra durchlaufen, werden wir auch mit den dazugehörigen Themen konfrontiert. Durch die Auseinandersetzung und Bearbeitung dieser Themen können sich die Chakren zunehmend festigen, wodurch mit jedem Zyklus mehr Lebensweisheit und intuitives Wissen entstehen.

## Astralebene und die Chakren nach dem Tod

Was passiert mit den Chakren, wenn wir altern und irgendwann sterben? Auch dafür haben verschiedene Philosophiesysteme unterschiedliche Vorstellungen. Offensichtlich ist, dass im Alter der physische Körper immer mehr abbaut. Er wird müder, träger und weniger leistungsfähig. Die Kraft der Muskeln nimmt ab, genauso wie die Funktionsweise der Organe. Nadis und Chakren hingegen sind immer noch gleichermaßen aktiv.

Die Yogaphilosophie geht davon aus, dass sich der energetische Körper im Moment des Todes vom physischen Körper ablöst. Die Chakren, die sich im Mutterleib ausdifferenziert haben, verschmelzen wieder zu einem einzigen Chakra, zu einem großen Wirbel von Energie. Kurz nach dem Tod durchlaufen wir dann noch einmal das gegenwärtige sowie sämtliche frühere Leben und begreifen, was wir in all den Leben gelernt und erfahren haben. Für kurze Zeit verweilen wir noch auf der Erde, als eine Art Geist. Wir können Dinge bewegen oder berühren, obwohl wir schon tot sind. Unsere Energie geht nicht verloren, sondern kann von nahestehenden Personen auch noch wahrgenommen werden. Anschließend gelangen wir in die Astralebene, in der Zeit keine Rolle spielt. Wer bereits viele Leben gemeistert hat, erreicht Moksha, die Befreiung, und wer auf der Erde noch einige Lektionen zu lernen hat, wird wiedergeboren, um diese zu absolvieren.

Wie können wir uns diese Astralebene vorstellen? Vielleicht hast du schon einmal den Begriff „Astralreise" gehört. Um zu zeigen, was damit gemeint ist, muss ich ein wenig ausholen – zum Konzept der drei Körper und fünf Hüllen aus der Vedanta-Philosophie, das übrigens auch zum tieferen Verständnis der Chakra-Wirkweise hilfreich ist. Wie gesagt gehen wir im Yoga sowohl von einem physischen als auch von einem Energiekörper aus. In den Upanishaden wird nun zusätzlich der sogenannte „Kausalkörper" beschrieben.

Der grobstoffliche physische Körper (auf Sanskrit „Sthula Sharira") umfasst all das, was wir meinen, wenn wir vom „Körper" sprechen: die Organe, Nerven, Muskeln, Knochen, Haut. Es ist der Körper, den wir anfassen können und den wir durch Nahrung, Wasser und Sauerstoff am Leben halten. Der feinstoffliche Körper heißt auf Sanskrit „Sukshma Sharira", ein anderer Begriff ist „Astralkörper". Er umfasst alles, was zu uns gehört, jedoch nicht physisch greifbar ist, also Gedanken, Gefühle, Energie, ebenso wie Chakren und Nadis. Menschen mit einer besonders feinen Wahrnehmung können den Astralkörper als eine Art Aura sehen, die uns umgibt. Normalerweise leben wir gleichermaßen in unserem physischen wie auch in unserem energetischen Körper. Im Augenblick des Todes jedoch lösen sich diese beiden Körper voneinander, und während der physische Körper zurückbleibt, tritt der Energiekörper in die Astralebene ein. So wie die physischen Körper und die Astralkörper auf der Erde gibt es im Universum auch eine physische Ebene der fassbaren Dinge und eine

Astralebene der feinstofflichen Welt. Bei einer „Astralreise" verlässt ein Mensch kurzzeitig seinen physischen Körper und geht in die Astralwelt über, etwa im Traum. Auch während der Meditation oder in einer Tiefenentspannung passieren solche Astralreisen. Sie werden beschrieben als Ausdehnung und Weitwerden über den physischen Körper hinaus.

Zuletzt gibt es noch den Kausalkörper und die dazugehörige Kausalebene. In Bezug auf die Chakren spielen diese beiden eine eher untergeordnete Rolle, doch der Vollständigkeit halber möchte ich kurz auf sie eingehen. Der Kausalkörper – auf Sanskrit „Karana Sharira": „Karana" bedeutet „Ursache" – ist nicht so einfach zu beschreiben wie die anderen beiden Körper des Menschen. Er enthält gewissermaßen den Archetypus des Menschseins. Vielleicht hast du schon einmal von der Ideenlehre Platons gehört? Dabei handelt es sich um ein ganz ähnliches Konzept. In Platons Philosophie existiert eine Idee von allen Dingen als eine Art Urbild oder Muster. Während die sinnlich wahrnehmbaren Objekte veränderlich und vergänglich sind, ist deren Idee vollkommen und unantastbar. Die Ideen stellen bei Platon die eigentliche Wirklichkeit dar. Ganz ähnlich ist es mit Karana Sharira. Es handelt sich dabei um eine Art Urbild, das jenseits von Zeit und Raum existiert.

**Zusammenfassung**

Die Vedanta-Philosophie beschreibt drei Körper und drei Welten:

- den physischen Körper (Shtula Sharira) in der grobstofflichen Welt auf Mutter Erde,
- den Astralkörper (Sukshma Sharira) in der feinstofflichen Astralwelt aus Energien, Gefühlen und Gedanken,
- den Kausalkörper (Karana Sharira) in der Kausalwelt.

Die Kausalwelt stellt ein Grenzgebiet zwischen Feinstofflichkeit und Materie dar. Alle Formen werden dort nur noch als reines Bewusstsein wahrgenommen. Alles existiert rein geistig. Der Mensch in der Kausalwelt ist eine Seele, die anderen Seelen als Funken begegnet. Den Kausalkörper können wir erfahren, wenn wir unseren Geist so sehr zur Ruhe bringen, dass wir mit Gedanken und Emotionen nicht mehr identifiziert sind. Es handelt sich um einen Zustand von transzendenter Verbundenheit, der beispielsweise erlebt wird, wenn wir tief in die Meditation versunken sind.

## Die fünf Hüllen des Menschen

Die Energie, die uns durchströmt, endet nicht an unseren Körpergrenzen, sondern strahlt über unseren Körper hinaus in den Raum um uns herum aus. So können wir auf energetischer Ebene miteinander in Kontakt kommen, indem unsere Energiefelder sich begegnen. Bestimmt kennst du das Gefühl, dich instinktiv von jemandem angezogen oder abgestoßen zu fühlen. Oft spüren wir auf diese Weise, ob die Energiesysteme kompatibel sind oder eben nicht. Dieses Phänomen der ausstrahlenden Energiesysteme wird als „Aura" bezeichnet, eine Art feinstoffliche Hülle, die den Körper wie ein mit Prana aufgeladenes Energiefeld umgibt und durchdringt. Sie besteht aus insgesamt fünf Schichten, den Koshas, die teilweise mit den drei Körpern des Menschen in Verbindung stehen. Jede dieser Hüllen hat eine andere Schwingung und eine andere Farbe. Besonders feinsinnige Menschen können manchmal die Aura einer Person sehen oder fühlen.

Die äußerste Hülle (Annamaya Kosha) entspricht dem physischen Körper. Der umfasst, wie wir schon wissen, all das, was wir an uns selbst sehen und anfassen können. Er beinhaltet sowohl feste Teile (Knochen, Muskeln, Sehnen) als auch flüssige und gasförmige wie Blut und die Luft in den Lungen. Er ist verschiedenen Stadien unterworfen: wird geboren, altert und zerfällt.

Diese drei Hüllen sind dem Astralkörper zuzuordnen:

- Pranamaya Kosha, die Energiehülle. Sie beinhaltet Prana, Chakren und Nadis. Während die äußere Hülle durch Nahrung und Wasser gestärkt wird, ist die Energiehülle durch Energiearbeit, Atemübungen, Mantra-Singen und Yoga positiv beeinflussbar.
- Manomaya Kosha, die Informationshülle oder auch Geisthülle. Sie beinhaltet alle Gefühle, Bedürfnisse, Ängste, Wünsche und Erinnerungen, ebenso wie sämtliche Sinneseindrücke. Diese

Hülle kann gestärkt werden, indem wir reflektieren und unsere Eindrücke sortieren, zum Beispiel durch Tagebuchschreiben oder Entspannungsübungen, die dabei helfen, den Geist zu harmonisieren.

- Vijnanamaya Kosha, die letzte Hülle des Astralkörpers, die Erkenntnishülle. Hier sitzen Weisheit, Intelligenz und Ego; es ist der Teil unseres Selbst, der sich hinterfragen und erleben kann, das Selbst-Bewusstsein, das ein inneres Gefühl der Kontinuität, des Ichs gewährleistet.

Die letzte Hülle und auch der innerste Kern des Seins ist Anandamaya Kosha. Sie ist dem Kausalkörper zugehörig und wird auch als „Wonnehülle“ bezeichnet, da die Zustände des Erkennens der eigenen Essenz der Seele mit einem Gefühl höchster Glückseligkeit einhergehen. Anandamaya Kosha ist der innere Kern, der niemals verletzt und niemals verändert werden kann. Durch tiefe Meditation und im Tiefschlaf können wir ihn erfahren.

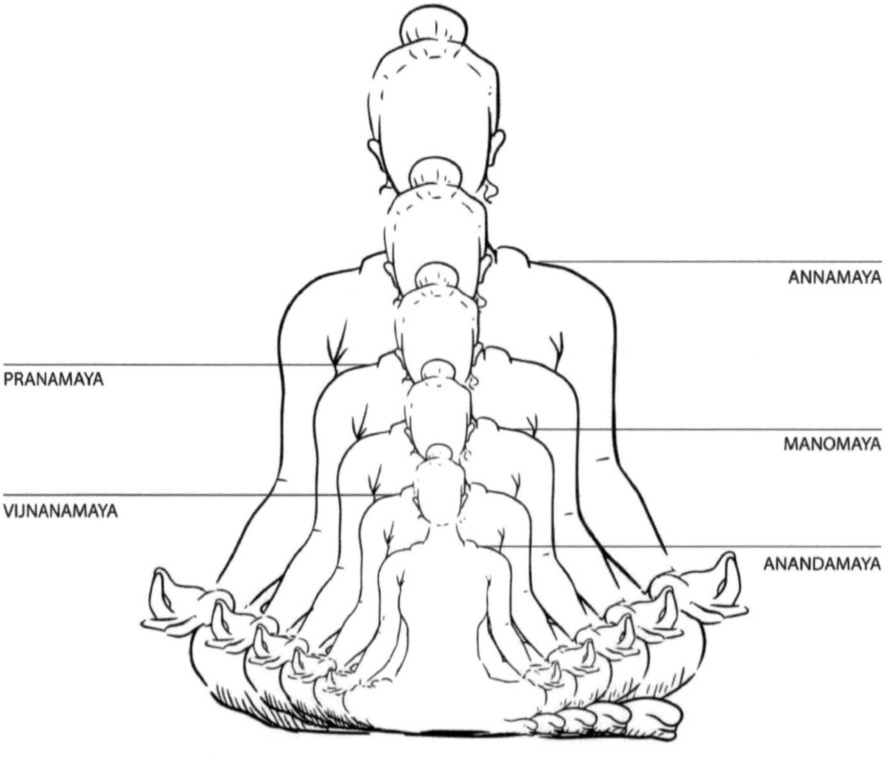

## Zusammenfassung

Das waren jetzt ganz schön viele Informationen! Keine Sorge, du musst dir nicht alles merken, um in die Arbeit mit deinen Chakren einzusteigen. Doch vielleicht hat dich das eine oder andere ja auch zu einer tieferen Beschäftigung inspiriert. Vor allem aber geht es darum, dass du ins Tun kommst und deine eigenen Erfahrungen machst. Genau dazu soll das nächste Kapitel dich ermächtigen.

Zunächst möchte ich dir aber noch eine kurze Übersicht über das bisher Behandelte geben:

Die Chakra-Lehre spielt in sämtlichen spirituellen Glaubenssystemen eine wichtige Rolle. Auch wenn die konkreten Lehren sich in einigen Punkten unterscheiden, ist die Grundidee ähnlich.

In der Vedanta-Philosophie wird der Mensch als ein Wesen konstruiert, das drei Körper besitzt und sich in drei Welten bewegen kann. Außerdem gibt es fünf Hüllen, die sich um unseren wahren, innersten Kern legen. Wir können sie wahrnehmen und erfahren – sie sind jedoch nicht unser wahres Selbst, das unverletzbar, unveränderbar und ewig ist.

Für die Arbeit mit den Chakren spielt besonders der Astralkörper eine Rolle. Ihm zugehörig ist Pranamaya Kosha, die Energiehülle. Sie beinhaltet die Lebensenergie (Prana), die in feinstofflichen Kanälen (Nadis) den gesamten Körper durchzieht. Die Punkte, an denen sich besonders viele Energiebahnen kreuzen, heißen Chakren. Die sieben wichtigsten Chakren befinden sich auf Sushumna Nadi, der größten Energiebahn entlang der Wirbelsäule. Je nachdem, wie die individuelle Entwicklung verlaufen ist, können die Chakren aktiv oder blockiert sein, kann sich eine Über- oder eine Unterfunktion zeigen, die auch auf körperlicher, geistiger und emotionaler Ebene spürbar wird. Je mehr Lebensenergie fließt, umso wacher und lebendiger fühlen wir uns. Krankheiten, Traumata und andere Ursachen hingegen können dazu führen, dass die Energie an einer bestimmten Stelle stagniert und ein Ungleichgewicht entsteht. Die Chakren strahlen nicht nur in den eigenen Körper aus, sie verteilen die Energie auch in der Umwelt und kommunizieren so auf energetischer Ebene mit allen Lebewesen, die wiederum die Schwingungen aufnehmen können.

Im Folgenden möchte ich dir erzählen, was jedes einzelne Chakra ausmacht – und was du konkret tun kannst, wenn eines oder mehrere Chakren im Ungleichgewicht sind.

# Kapitel 2

# Chakren verstehen und heilen

## Grundlagen der Chakra-Arbeit

Nun hast du einen Einblick in die philosophische Weltanschauung und die theoretischen Hintergründe der Chakra-Lehre erhalten. Dabei hast du dich vielleicht hier und da gefragt, wie es eigentlich um deine eigenen Chakren bestellt ist. Die meisten Menschen, die keine aktive Energiearbeit betreiben, gehen tatsächlich mit einem Energiesystem durchs Leben, das an der einen oder anderen Stelle aus dem Gleichgewicht geraten ist. Umso wohltuender ist es, wenn du dich deinen Chakren zuwendest und beginnst, ihre subtilen Zusammenhänge zu verstehen. Du musst kein grundsätzlich spirituell veranlagter Mensch sein, um mit dem Konzept der Chakren zu arbeiten – es reicht für den Anfang, etwas Geduld, Aufmerksamkeit und die Lust auf mehr Selbstreflexion mitzubringen.

### Doch was bedeutet nun eigentlich Chakra-Arbeit und wie beginnst du am besten damit?

Wie bereits im ersten Kapitel erläutert, sind Chakren Energiezentren, die Prana aufnehmen und weiterleiten. Es ist also grundsätzlich erst einmal egal, ob du dich bewusst einem konkreten Chakra zuwendest oder dich eher allgemein auf Körper und Geist fokussierst: Wann immer du dich auf deine Innenwahrnehmung konzentrierst und deine Sinne aus dem Außen abziehst, greifst du in deinen Energiekreislauf ein. Allein das Hineinspüren in die innere Welt beeinflusst deine Chakren, da es den Pranafluss in bestimmten Körperregionen erhöht. Jede Art der Energiearbeit ist also auch immer Chakra-Arbeit. Wenn du bereits meditierst oder regelmäßig Yoga praktizierst, dann hast du auch schon mit deinen Chakren gearbeitet. Die Atemübungen im Yoga heißen übrigens „Pranayama", wobei „ayama" im Sanskrit so viel wie „erweitern" oder „kontrollieren" bedeutet. Es sind also Übungen, die dabei helfen, die Lebensenergie zu steuern. Auch Qi-Gong, Reiki und Feng-Shui sind Praktiken, die zum Ziel haben, die Lebensenergie zu beeinflussen. Es gibt allgemeinere Techniken, die das Prana im gesamten System zum Fließen bringen, und Techniken, die konkret einzelne Chakren ansprechen und stärken. Bevor wir näher darauf eingehen, wie du Blockaden in den Chakren auflösen kannst, möchte ich dir ein paar allgemeine Hinweise für die Energie- und Körperarbeit mit auf den Weg geben.

Grundsätzlich ist es ratsam, wenn du dich nicht erst bei Blockaden mit deinen Chakren beschäftigst. Wirksamer ist es, die Energiearbeit als eine regelmäßige Praxis der Gesunderhaltung von Körper und Geist zu verstehen. Auch wenn du keine Symptome oder Probleme hast, macht es Sinn, dafür zu sorgen, dass das Prana stets im Fluss ist und dich durchströmen kann. Dann wird es nicht nur leichter, sich auf die innere Arbeit einzulassen, wenn du konkrete Störungen erkennst, du wirst auch im Alltag energiegeladener, zufriedener, frischer und leistungsfähiger sein. Versuche daher, dir feste Zeiträume für die Energiearbeit einzuplanen, sei es als Teil eines Morgenrituals oder in der abendlichen Meditation. Wenn du Körper und Geist ins Gleichgewicht bringst und dieses hältst, hilft dir das, dauerhaft ein Leben zu gestalten, in dem du voll und ganz in deiner Mitte bist. Du erlangst die Fähigkeit, flexibel auf die Stürme des Lebens zu reagieren, kannst mit der Zeit Ängste und alten Ballast abwerfen und vermehrt die positiven Seiten des Lebens sehen. Natürlich wird es immer noch Tiefen geben, sie gehören zum Leben dazu. Doch mit einer ausgeglichenen Grundhaltung wird es dir leichter fallen, Krisen zu bewältigen und gestärkt daraus hervorzugehen. Außerdem hilft die Energiearbeit dir, auch subtilere innere Bilder und Träume vermehrt wahrzunehmen und so deine Intuition zu entwickeln. Du wirst lernen, Mauern und emotionale Panzer abzulegen und in Klarheit und Würde mehr und mehr zu dem Menschen zu werden, der du in deinem tiefsten Inneren schon immer gewesen bist.

Wenn du mit der Chakren-Arbeit beginnen möchtest, gibt es zwei mögliche Strategien:

1. Bearbeite und unterstütze ein bestimmtes Chakra, von dem du glaubst, dass es blockiert, über- oder unteraktiv ist.
2. Arbeite hierarchisch mit allen Chakren, indem du beim Wurzelchakra beginnst und deinen Weg entlang der Wirbelsäule nach oben fortsetzt.

Die erste Strategie bietet sich an, wenn du akut Probleme spürst, die du angehen möchtest. Langfristig ist es jedoch wirksamer, dich dem gesamten Energiekörper zuzuwenden. Oft ist es nämlich so, dass nicht nur ein einzelnes Chakra betroffen ist. Blockaden in einem bestimmten Bereich führen dazu, dass die umliegenden Chakren zur Kompensation überaktiviert werden und so Dysbalancen im gesamten Körper-Geist-Seele-System entstehen. Bei einer Blockade im Muladhara-Chakra beispielsweise ziehen die Probleme meist weiter nach oben. In diesem Zusammenhang passt die Analogie eines Baumes ganz gut: Wenn schon die Wurzeln nicht stark und gesund sind, kann sich auch der restliche Organismus nicht stabil entwickeln – es kommt zu einer fehlenden Strapazierfähigkeit und suboptimaler Nährstoffversorgung.

Manchmal ist es auch so, dass sich bei der Entwicklung der Chakren in den ersten Lebensjahren nicht alle Energiezentren gleichermaßen ausbilden und öffnen. Nimm dir daher regelmäßig Zeit, um alle Chakren der Reihe nach durchzugehen und eine Art „Bestandsaufnahme“ zu machen. Dabei kannst du dir zur Orientierung folgende Fragen stellen:

- Welche herausfordernden Themen sind in der letzten Zeit aufgetaucht?
- Kenne ich diese Themen schon länger?
- Mit welchem Chakra könnten die Themen zusammenhängen?
- Wo ist noch Heilung notwendig?
- Welcher Bereich meines Lebens erfordert liebevolle Zuwendung?

Dabei sollte dir stets bewusst sein: Energiearbeit ist kein „Quick Fix". Wenn du langfristig Blockaden lösen möchtest, ist eine ganzheitliche Bewusstseinsarbeit in den tieferliegenden Schichten deines Seins erforderlich. Deine Chakren können dir dabei helfen, Zugang zu diesen Schichten zu erhalten. Es gibt in der Chakra-Arbeit verschiedene Hilfsmittel und Techniken, mit denen du positiv Einfluss nehmen kannst:

- Meditation,
- Aromatherapie und Räuchern,
- Edelsteine,
- Symbole und Farben,
- Yoga, Atemübungen und Mantras,
- Ernährung.

Mit ein paar kleinen Handlungen hier und da wirst du nicht in der Lage sein, tiefliegende Blockaden zu lösen, die möglicherweise seit Jahren und Jahrzehnten bestehen. Um Energieblockaden langfristig aufzulösen und zu transformieren, ist es notwendig, in eine tiefe Arbeit mit dir selbst und deinen inneren Dämonen zu gehen. Du wirst lernen müssen, mutig hinzuschauen und sowohl dein größtes Glück als auch deinen tiefsten Schmerz zu erkennen. Chakra-Heilung bedeutet, das eigene Energiesystem wieder an seinen Urzustand ohne Dysbalancen,

Verletzungen und Blockaden zu erinnern. Oft haben wir uns nämlich mit der Zeit an ein dysreguliertes System gewöhnt, da die Spannungen und der Druck bereits seit vielen Jahren, mitunter seit der frühesten Kindheit bestehen. Dann gibt es kaum eine Vorstellung davon, wie es sein würde, wenn die Energie vollkommen ausgeglichen und harmonisch fließen könnte. Die Erinnerung beziehungsweise das Erfahren des Urzustandes hingegen setzt einen starken Selbstheilungsimpuls. Meist sind die Chakren aufgrund seelischer Erfahrungen blockiert. Indem du also deinen energetischen Verspannungen auf den Grund gehst, kannst du auch diese schwierigen, bisweilen traumatischen Erfahrungen besser begreifen und damit beginnen, sie bewusst zu verarbeiten. Vor allem die Anfänge dieses Prozesses können mitunter sehr intensiv sein, sodass es manchmal ratsam ist, sich von einer professionellen Fachperson begleiten zu lassen, beispielsweise im Rahmen einer Traumatherapie. Durch die Integration der traumatischen Erfahrung sowie das bewusste Durchdringen der eigenen blockierenden Überzeugungen und Glaubenssätze kann sich die energetische Anspannung mit der Zeit mehr und mehr lösen und ein ganzheitlicher Heilungsprozess in Gang kommen. Doch du solltest Folgendes wissen: Die reine Energiearbeit kann zwar einzelne Chakren wirksam energetisieren, jedoch die Ursachen der Blockaden nicht auflösen. Es handelt sich dann eher um eine Art Symptombekämpfung. Gleichzeitig kann eine tiefgehende psychotherapeutische Arbeit dabei helfen, die emotionalen Themen aufzuarbeiten und zu verstehen. Sie allein genügt jedoch meist nicht, um den Energiekörper wieder auf allen Ebenen in Balance zu bringen.

Insgesamt gibt es also drei Pfeiler, auf die sich die Chakra-Arbeit stützt:

### 1. Finde heraus, welche Chakren bei dir im Ungleichgewicht sein könnten und woran du akut arbeiten möchtest.

Manchmal ist es gar nicht so leicht, in Erfahrung zu bringen, auf welcher Ebene sich dein energetisches Ungleichgewicht zeigt – vor allem, wenn mehrere Chakren betroffen sind. Im Zweifel kannst du einfach mit der Arbeit beginnen und wirst dann sehen, ob du Veränderungen spürst, die in die gewünschte Richtung gehen. Auch der Fragebogen am Ende des Buches, den ich für dich entwickelt habe, hilft dir dabei, einen ersten Eindruck über den Zustand deiner Chakren zu bekommen. Weiterhin kannst du deine körperlichen und mentalen Beschwerden analysieren und so versuchen, dir einen Überblick darüber zu verschaffen, wie sich deine Blockaden äußern. Manchmal hilft es auch, sich im täglichen Leben zu beobachten: Finde heraus, in welchen Situationen du verkrampfst oder Ängste erlebst. Achte auf deine Gedanken und Gefühle und versuche so, deinen unbewussten Schattenthemen auf die Spur zu kommen. Wenn deine Chakren nicht im Gleichgewicht sind, kann sich dies entweder in einer Über- oder einer Unterfunktion äußern. Wird ein Chakra nicht ausreichend mit Prana versorgt, ist blockiert oder hat sich gar nicht erst richtig entwickelt, ist es in seiner Funktionsfähigkeit eingeschränkt. Dies erkennst du an geistigen oder körperlichen Blockaden, die mit den Themen dieses Chakras zusammenhängen. Ebenso kann es auch passieren, dass ein Chakra überlastet ist, etwa weil es ein unterversorgtes Chakra kompensiert. Ist ein Chakra blockiert, kann es nämlich in den umliegenden Energiezentren zu einer Art Energiestau kommen, der das gesamte System aus dem Gleichgewicht bringt. In diesem Fall schlagen die positiven Eigenschaften eines Chakras in ihre Schattenseiten um. So können beispielsweise Stabilität und Erdung des Muladhara-Chakras bei Übererregung in große Angst vor Veränderung umschlagen und du hältst krampfhaft an Altem fest. Beim Svadhisthana-Chakra, das für gesunde Emotionen, Kreativität und Sexualität steht, kann es bei Überlastung dazu kommen, dass du Emotionen unkontrolliert ausagierst und zum Spielball der eigenen Gelüste wirst.

**2. Beginne mit der aktiven Chakra-Arbeit.**

In einem zweiten Schritt steigst du wirklich tief in deine Themen ein. Lerne dich selbst kennen und setze dich mit deiner eigenen Biografie auseinander. Praktiziere Chakra-Meditationen, Yoga und Pranayama. Lerne, durch die Atemübungen Körper und Geist gleichermaßen zu regulieren. Baue eine Beziehung zu deinen „Problem-Chakren“ auf und entwickle eine regelmäßige Routine, die dir dabei hilft, deine Schattenthemen zu transformieren.

**3. Lerne weitere Möglichkeiten, deine Chakren zu stärken.**

Wenn du deine Blockaden und Verspannungen angehst, kannst du außerdem im Alltag durch bestimmte Techniken deine Chakren weiter stärken und unterstützen. Auf diese Weise ist es leichter, die Blockaden mit der Zeit aufzulösen und deinen Energiekörper zu harmonisieren. Hole bestimmte Gerüche, Farben und Klänge in dein Leben, gehe regelmäßig zur Massage, tanze oder arbeite anderweitig mit deinem Körper.

Wenn du alle drei Pfeiler in deinen Weg mit einbeziehst, wirst du Veränderungen auf körperlicher, psychischer und energetischer Ebene spüren. Im Folgenden möchte ich dir dafür die wichtigsten Methoden vorstellen, die in der Chakren-Arbeit eine Rolle spielen. Wie gesagt: Die größte Veränderung findet auf der Ebene deines Geistes und deines Bewusstseins statt. Dennoch helfen die Methoden dabei, Verspannungen und Verkrampfungen zu lösen und durch bestimmte energetische Schwingungen deinen Energiekörper positiv zu beeinflussen.

# Methoden der Chakra-Arbeit

## Meditation

Das Wort „Meditation“ leitet sich aus dem lateinischen „meditari“ ab, was so viel wie „nachdenken“ oder „nachsinnen“ bedeutet. In der Meditationspraxis wird allerdings eher das Gegenteil darunter verstanden, nämlich das stille Sitzen in Abwesenheit von Gedanken. Die Meditation dient in vielen Kulturkreisen als eine Übung des Geistes, die das Bewusstsein erweitern und die mentale Klarheit fördern soll. Dabei geht es nicht unbedingt darum, völlig frei von Gedanken zu sein. Wenn du gerade erst mit der Meditation beginnst, wird sich dieses Unterfangen vermutlich ohnehin als sehr schwer herausstellen – selbst geübte Meditierende erreichen den Zustand der Gedankenstille nur selten. Stattdessen lernst du durch die Meditation, deinen eigenen Geist und deinen Atem zu beobachten und deine Gedanken mit der Zeit immer ruhiger werden zu lassen. Du lernst dich selbst gut kennen und wirst eigene Gefühle, Handlungen und Entscheidungen immer besser verstehen können. Auch musst du nicht zwangsläufig stundenlang auf einem Kissen im Schneidersitz meditieren. Die Meditation im Sitzen wird zwar am häufigsten praktiziert – es gibt jedoch auch Meditationstechniken im Gehen oder im Liegen. Du versuchst, den Geist einpünktig werden zu lassen, ihn also auf eine einzige Sache zu fokussieren, zum Beispiel den Atem, ein Mantra oder auch ein bestimmtes Chakra. Wenn du spürst, dass deine Gedanken wild in deinem Kopf umherschwirren, nimmst du dies liebevoll an und versuchst dennoch immer wieder, deine Aufmerksamkeit bewusst auf deinen Fokuspunkt zurückzulenken. Manchmal steigen in der Meditation intensive Gefühle auf, da das Unterbewusstsein in entspanntem Zustand damit beginnt, Vergangenes zu verarbeiten. In diesem Fall ist es hilfreich, entspannt zu bleiben und den Moment präsent zu durchleben. Auf diese Weise werden unangenehme Gefühle verarbeitet und nicht verdrängt. Wenn du noch nie meditiert hast, dann beginne am besten langsam. Verzage nicht, wenn du viele Gedanken im Kopf hast und ungeduldig wirst. Innere Ruhe ist ein Prozess, der sein eigenes Tempo hat. Wähle anfangs eine Zeitspanne, die du gut in deinen Alltag integrieren kannst, ohne dich zu überfordern.

Das können fünfzehn Minuten sein, aber auch nur fünf oder sogar nur eine Minute. Du kannst darauf vertrauen, dass du dich mit einer gewissen Regelmäßigkeit automatisch steigern wirst. Selbst wenige Minuten Meditation haben einen positiven Einfluss auf deine Stimmung, deine Gedanken, dein Stresslevel und dein Energiesystem. Falls du bemerkst, dass du es allein nicht schaffst, dir die Zeit zum Meditieren zu nehmen, melde dich für einen Kurs oder Workshop an. In vielen Städten gibt es auch offene Meditationsgruppen, bei denen du spontan dazukommen kannst. Die Gemeinschaft und der feste Termin werden dir helfen, motiviert dabeizubleiben. Wenn du deine Meditationspraxis bei dir zu Hause beginnen möchtest, ist es wichtig, einen Ort zu finden, an dem du gänzlich ungestört bist. Außerdem sollte die Atmosphäre angenehm sein, sodass du dich dort wohlfühlst. Ein besonderer Duft, ein paar frische Schnittblumen oder ein inspirierendes Bild sorgen dafür, dass du dich stets gern dort niederlässt und dich umso besser in die innere Versenkung begeben kannst.

### Übung: Meditation zur Harmonisierung aller Chakren

Die folgende Meditation kannst du aktiv in deine Energiearbeit einfließen lassen. Sie hat eine ausgleichende Wirkung auf alle Chakren und eignet sich auch als Einstieg für Meditationsanfänger/-innen. Alles, was du dafür brauchst, ist ein ruhiger Ort, an dem du ungestört sitzen kannst. Nutze ein Meditationskissen, es hilft dir dabei, deine Wirbelsäule aufzurichten und freier zu atmen. Falls du aufgrund von Rückenproblemen oder anderen Beschwerden nur schwer auf dem Boden sitzen kannst, setze dich auf einen Stuhl. Achte jedoch auch dabei darauf, dich möglichst nicht anzulehnen, sondern den Rücken gerade zu halten. Deine Hände legst du bequem auf den Oberschenkeln ab oder faltest sie in deinem Schoß. Zur Einstimmung beginnst du mit einer Atemtechnik, die sich Ujjayi nennt.

### Ujjayi – der siegreiche Atem

Der Ujjayi-Atem ist eine der Basis-Atemtechniken im Yoga, die dabei hilft, den Atem ruhiger, gleichmäßiger und kontrollierter werden zu lassen. Er wird dabei direkt hörbar und spürbar, was eine beruhigende Wirkung auf deinen Geist und deine Gedanken hat. Fortgeschrittene Yogins und Yoginis nutzen diese Technik in fast jeder Yogastunde, da sie die einzelnen Asanas intensiviert und die Aufmerksamkeit schärft. Das Wort „Ujjayi" bedeutet übersetzt „siegreich". Du gewinnst nämlich die Kontrolle über deinen sonst eher rau und unkontrolliert fließenden Atem. Am Anfang wirkt diese Atemtechnik auf viele Menschen irritierend – wenn sie einmal zur Gewohnheit geworden ist, ist sie jedoch ganz leicht und du kannst sie in sämtlichen Lebenslagen einsetzen.

Stelle dir vor, du würdest gegen einen Spiegel hauchen; alternativ kannst du dir die Hand auch vor den Mund halten und den hauchigen Atem in deiner Handfläche spüren. Zusätzlich kannst du deine Zungenspitze an den Gaumen oder hinter die Zähne legen. Nun schließt du deinen Mund und setzt das Hauchen fort – nur mit geschlossenen Lippen. In deiner Kehle entsteht dabei ein leises Geräusch, das häufig mit Meeresrauschen verglichen wird. Übe zuerst, das Rauschen bei der Ausatmung zu erzeugen. Wenn du vertrauter mit der Übung bist, dehnst du es auch auf die Einatmung aus. Du wirst bald spüren, dass durch das Verengen der Stimmritzen der Atem immer feiner und besser dosierbar wird. Dadurch kann sich jeder Atemzug noch weiter in die Länge ziehen. Ujjayi wirkt reinigend, entspannend und wärmend, außerdem werden Hals- und Stirnchakra beruhigt, was dich auf die tiefere Meditation vorbereitet. Achte jedoch darauf, dich mit dem Atem nicht zu stressen. Die Übung soll sich leicht anfühlen. Wenn es dir so vorkommt, als bekämst du keine Luft, dann gehe lieber einen Schritt zurück und reduziere die Intensität. Taste dich langsam und achtsam an diese Technik heran, indem du dich täglich ein wenig steigerst. Optimal ist es, wenn du irgendwann so geübt bist, dass du vor der Meditation problemlos etwa fünf Minuten in Ujjayi atmen kannst. Auch hier wirst du sehen: Übung zahlt sich aus. Falls du merkst, dass diese Technik nichts für dich ist, kannst du natürlich auch gleich zur Meditation übergehen. Versuche dennoch, dich immer wieder einmal daran zu probieren. Manchmal passt ein Pranayama auch zu einem bestimmten Lebensabschnitt einfach nicht, zu anderen Phasen jedoch umso besser. In dieser Angelegenheit darfst du dich vollkommen auf dein Gefühl und deine Intuition verlassen.

Wie funktioniert nun also die Chakra-Meditation? Sie nutzt gleichermaßen Körper und Geist, um die Energie zu verteilen. Du stellst dir vor, abwechselnd durch deine Chakren zu atmen. Dabei wechselst du jeweils zwischen deinem Kronenchakra und einem anderen Chakra, wobei du dich von oben nach unten vorarbeitest. Du visualisierst mit der Einatmung, wie du Prana in Form eines reinen, weißen Lichts in dein oberstes Chakra ziehst. Mit der Ausatmung lässt du diese Energie mental durch das darunterliegende, also das Stirnchakra, fließen. Mit dem zweiten Atemzug ziehst du wieder Energie durch dein Kronenchakra, lässt sie dieses Mal jedoch durch dein Kehlchakra herausströmen. Das machst du so lange, bis du beim untersten Chakra, deinem Wurzelchakra, angekommen bist. Du kannst diesen Zyklus so lange wiederholen, wie du möchtest. Nimm dir zwischendurch immer Zeit, um bewusst in dich hineinzuspüren. Vielleicht tauchen bestimmte Körperempfindungen auf – Wärme, Kälte, Kribbeln, Weite oder Enge zum Beispiel. Vielleicht wirst du feststellen, dass der Fokus auf einige Chakren intensive Emotionen auslöst oder innere Bilder in dir aufsteigen. Lass alles zu, was sich dir zeigt. Alles darf sein, hat seinen Grund und seine Berechtigung.

## Räuchern und Aromatherapie

Riechen ist eine Sinneswahrnehmung, die direkt auf unser Unterbewusstsein wirkt. Unser Wohlbefinden und unsere Emotionen werden stärker von Gerüchen beeinflusst, als wir es oft denken. Vielleicht kennst du das Phänomen, dass du plötzlich einen Geruch wahrnimmst, der dich auf einer tieferen Ebene zu berühren scheint, dich an etwas von früher erinnert und dich in diese vergangene Zeit zurückversetzt? Jeder Mensch hat Gerüche, die er gern mag, und solche, die er kaum aushalten kann. Das hat in der Regel etwas mit den Erfahrungen zu tun, die wir gemacht haben, und mit den Erinnerungen, die wir mit den Gerüchen verbinden. Nach einer durchgestandenen Lebensmittelvergiftung ist es zum Beispiel so, dass du die Nahrungsmittel, die verdorben waren, teilweise noch Wochen oder

Monate danach nicht riechen kannst, ohne dass dir dabei übel wird. Die Natur hat diesen Mechanismus recht klug eingerichtet, um uns vor erneuter Vergiftung zu schützen. Doch auf der anderen Seite können wir uns durch Düfte auch entspannen oder sie können Glücksgefühle und schöne Erinnerungen hervorrufen. Das sogenannte Riechhirn, das die Information der Geruchszellen verarbeitet, ist direkt mit dem limbischen System und dem Hippocampus verbunden, also den Teilen des Gehirns, die für Emotionen und Erinnerungen zuständig sind. Etwas weniger wissenschaftlich ausgedrückt: Düfte wirken auf einer feinstofflichen Bewusstseinsebene. Die Aromatherapie hat also einen Einfluss auf den Körper – insbesondere auf das Hormon- und das Nervensystem –, aber auch auf mentale Vorgänge, den Energiehaushalt und die Chakren. Jedem Chakra sind unterschiedliche Duftnoten zugehörig, die es aktivieren und stärken können. Diese Düfte kannst du beispielsweise in der Meditation nutzen, um dich besonders mit einem bestimmten Chakra zu verbinden. Oder du umgibst dich in alltäglichen Situationen mit ihnen und profitierst von der subtilen Wirkung. Wichtig ist dabei, dass du hochwertige ätherische Öle und natürliche Duftstoffe von Pflanzen nutzt. Synthetische Gerüche hingegen werden kaum eine Wirkung zeigen. Ätherische Öle kannst du mit Hilfe eines Diffusors als Raumduft verwenden, aber auch als Massageöl direkt auf die Haut auftragen. Einige Öle kannst du auch über die Schleimhaut zu dir nehmen, indem du sie in ein Glas Wasser gibst, das du anschließend trinkst. Natürlich muss das Öl für diese Art der Anwendung geeignet sein. In der Aromatherapie heißt es, dass jede Pflanze eine bestimmte energetische Schwingung hat – wie auch deine Chakren schwingen. Gleiches gilt für Gerüche, die durch das Räuchern mit Heilpflanzen oder Harzen gewonnen werden. Beide Methoden sind gleichermaßen beliebt in der Chakra-Arbeit, da sie helfen, Chakren zu öffnen, zu aktivieren und zu reinigen. Geräuchert werden getrocknete Blätter, Blüten, Stängel und Wurzeln von Heilpflanzen. Du kannst selbst gesammelte Pflanzen nutzen oder fertige Räuchermischungen, wie sie vielfach angeboten werden. Manche Mischungen wirken auf ein bestimmtes Chakra, andere sind dazu geeignet, das gesamte energetische

System zu reinigen. Vertraue auch hier auf deine Intuition. Oft fühlen wir uns automatisch zu der Räuchermischung hingezogen, die wir gerade brauchen. Wenn du irgendwann das Gefühl hast, diese eine bestimmte Mischung „nicht mehr riechen zu können“, dann solltest du eine Pause machen oder die Arbeit mit dieser Mischung ganz beenden.

## Edelsteine in der Energiearbeit

Heilsteine sind Mineralien, deren Wirkung bereits über Tausende von Jahren erprobt und überliefert wurde. In sämtlichen alten Kulturen gibt es Erzählungen über die heilsame Wirkung von Edelsteinen. Vor allem im alten Babylon wurden Pasten, Pulver und Elixiere aus Kristallen hergestellt. Auch in den Schriften des Ayurveda finden sich genaue Anleitungen zum Heilen mit Steinen – Lithotherapie nennt sich diese Praktik. In unserem Kulturkreis hat sich die Geistliche Hildegard von Bingen mit der gesund erhaltenden und fördernden Wirkung von Heilsteinen auseinandergesetzt. Auch heute wird die Methode noch von Heilpraktikerinnen und Heilpraktikern sowie alternativmedizinischen Ärztinnen und Ärzten eingesetzt. Wie genau die Steine wirken, ist nicht endgültig geklärt. Es wird davon ausgegangen, dass die Schwingung der Kristalle körpereigene Schwingungen – und somit auch die Chakren – beeinflussen. Insgesamt gibt es ungefähr 300 Edelsteine, die als Heilsteine bekannt sind.

Du nutzt die Kraft der Steine in Bezug auf die Chakra-Arbeit, indem du deren spezifische Schwingung auf ein bestimmtes Chakra wirken lässt. Mit dem richtigen Stein kann es in Resonanz gehen und eine zusätzliche Aktivierung erfahren. Dies funktioniert zum Beispiel, indem du den Stein auf das jeweilige Körperteil legst, das mit dem Chakra assoziiert wird. Dabei gilt: Je größer der Stein, umso größer auch das energetische Feld und umso intensiver die Wirkung. Kleine Steine kannst du problemlos als Talisman mit dir herumtragen. Größere Steine hingegen entfalten als Raumdekoration ihre Wirkung in einem weiten Umfeld und beeinflussen die Schwingungen aller Lebewesen, die sich in der

Nähe aufhalten. Eine andere Möglichkeit, die Steine einzusetzen, ist die Verwendung von speziellen Steinpulvern oder von Steinwasser. Letzteres kannst du bequem zu Hause herstellen. Dafür legst du den jeweiligen Stein für zwei Stunden in ein Glas oder eine Karaffe mit Wasser. In der Zeit überträgt sich die Schwingung auf das Wasser, das du anschließend trinken kannst.

Doch Steine geben nicht nur Energie ab, sie können auch fremde Energien aufnehmen. Aus diesem Grund ist es wichtig, deine Steine regelmäßig zu reinigen, zum Beispiel kannst du sie für einige Minuten unter fließendes Wasser halten und anschließend sanft trocken tupfen. Danach legst du sie für einige Stunden in die Sonne, am besten morgens oder nachmittags, nicht jedoch in der prallen Mittagssonne, da einige Steine lichtempfindlich sind. Manche Menschen entwickeln mit der Zeit auch ihre eigenen Reinigungsrituale, in denen sie die Kraft des Mondes, der Planeten und der Elemente nutzen.

### Symbole

Jedes Chakra hat sein eigenes Symbol und sein eigenes geometrisches Element. Beide hängen mit den Eigenschaften des jeweiligen Chakras zusammen und unterstützen dadurch dessen Wirkung. Zusammen mit Düften, Edelsteinen und Klängen werden auch Symbole oft in der Energiearbeit eingesetzt. Das Grundsymbol für die Chakren ist eine Lotusblüte. Je nach Chakra unterscheidet sich die Blüte in ihrer Form und der Zahl ihrer Blätter. Die Lotusblume ist ein Symbol der Energiezentren, die die spirituelle Entwicklung versinnbildlicht. Sie ähnelt in ihrem Aufbau den Chakren des Energiekörpers. So besitzt sie eine runde Form und starke Wurzeln, die eine feste Basis bilden und in Verbindung zum Muladhara-Chakra stehen. Durch einen besonderen Effekt, den die Pflanze besitzt, perlen Wasser und Schmutz von ihren Blättern ab. So erscheint ihre Blüte stets rein und strahlend, was mit der Erleuchtung und dem Sahasrara-Chakra assoziiert wird. Von der

Wurzel bis zur Blüte durchläuft die Lotuspflanze verschiedene Phasen – ähnlich der Transformation, die ein Mensch während seiner spirituellen Entwicklung durchmacht.

Die jeweiligen Chakra-Symbole unterscheiden sich in:

- der unterschiedlichen Zahl an Blättern der Lotusblume,
- der geometrischen Grundform des Symbols,
- der Farbe,
- dem zugehörigen Mantra.

Ein **Mantra** ist eine Art Gebetsgesang, der häufig in Sanskrit verfasst ist. Mantras können aus mehreren Zeilen bestehen und werden in der Yogagemeinschaft auch oft in sogenannten Satsangs rezitiert.

Ein **Satsang** ist ein Treffen in einer spirituellen Gemeinschaft, bei dem hauptsächlich meditiert und gesungen wird. Manche Satsangs werden auch durch Rezitationen aus heiligen Schriften oder durch Vorträge erweitert.

Durch das Tönen von Mantras entsteht eine Schwingung im Körper, die ganz besonders das Kehlchakra aktiviert. Doch auch die anderen Chakras können durch die Klänge beeinflusst werden. Während manche Mantras teilweise ganzen Liedern ähneln, sind in Bezug auf die Chakren insbesondere die sogenannten Bija-Mantras relevant. Sie bestehen nur aus einer einzigen Silbe, die als Essenz eines Mantras gilt und in der Meditation oder während einer Yogaeinheit unablässig wiederholt werden kann. Das bekannteste Bija-Mantra ist „Om“. Es steht für die Verbindung zum Göttlichen, für den Urklang, die Schöpfung und die Essenz der Weisheit der Veden. Om ist außerdem das Bija-Mantra des Ajna-Chakras – des dritten Auges. So wird jedem einzelnen Chakra einer dieser heiligen Silbenklänge zugeordnet, mit dem es ganz besonders in Resonanz geht. Das Bija-Mantra bildet, als Sanskrit-Zeichen, das Zentrum jedes einzelnen Chakra-Symbols.

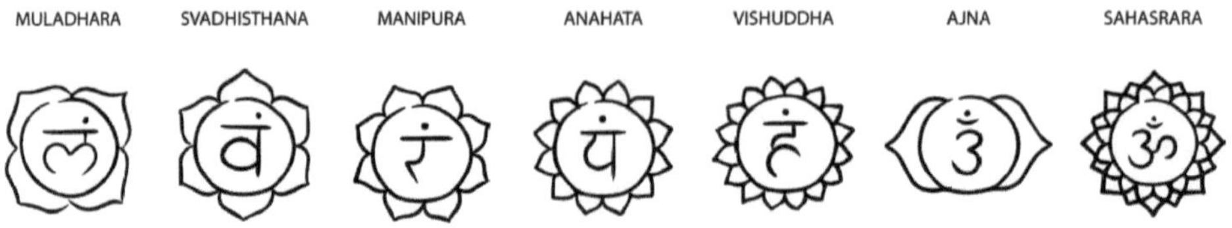


Für die farbige Version des Bildes scanne bitte den folgenden QR-Code:

## Yogaübungen und Körperarbeit

In der westlichen Welt wird Yoga oft als Sportart angeboten und praktiziert, doch dieses Etikett wird der Komplexität dieser uralten Lehre nicht einmal ansatzweise gerecht. Die Yogapraktiken setzen sich aus einer Reihe an Körperübungen (Asanas), Atemübungen (Pranayama) und Geistesübungen (Meditation) zusammen, die mit einem tiefgreifenden spirituellen und philosophischen Unterbau verknüpft sind, der seinen Ursprung hauptsächlich in der Vedanta-Tradition hat. Neben der Rezitation von Mantras spielen auch Richtlinien zu Ernährung, innerer Haltung, energetischer und körperlicher Reinigung und Lebensstil eine wichtige Rolle. Kurzum geht es auch im Yoga als oberstes Ziel darum, Erleuchtung zu erlangen und aus dem ewigen Kreis der Wiedergeburten auszusteigen. Dafür braucht es gewissenhaftes Üben und regelmäßiges Arbeiten mit Körper und Geist. Die Asanas werden hauptsächlich praktiziert, um Körper und Geist auf die Meditation einzustimmen sowie physische Flexibilität und Fitness zu gewährleisten, um möglichst lange sitzen zu können. Nicht selten beginnt jemand mit dem Yoga, um sich auf körperlicher Ebene zu verändern, und bekommt auf diese Weise Zugang zu den tieferliegenden Weisheiten. So ist Yoga oft eine Art Sprungbrett, um sich mit der eigenen Spiritualität zu verbinden und einen Einstieg in weitere Methoden der Energiearbeit zu finden. Sowohl die Asanas als auch die Atemübungen haben einen Einfluss auf die Chakren. Ein besonders wichtiger Aspekt ist die innere Haltung, die durch Yoga kultiviert wird: Du lernst, deinen Geist zu fokussieren und ihn von den äußeren Einflüssen abzuziehen. Erst ein Geist, der nach innen gerichtet und ruhig wird, ist bereit für die Meditation und kann sich auch auf die subtilen energetischen Ebenen des Selbst konzentrieren. Es geht außerdem darum, vollkommen im Hier und Jetzt anzukommen und präsent im eigenen Körper zu sein. Die unterschiedlichen Übungen wirken auf energetischer Ebene aktivierend, ausgleichend oder beruhigend, einige wirken auf das gesamte Energiesystem, andere eher auf einzelne Chakren. Unabhängig von der Energiearbeit stellen die meisten Yogins und Yoginis schon nach kurzer Zeit fest, dass die Praxis sie ausgeglichener, zufriedener und glücklicher werden lässt.

### Ernährung

Wie bereits dargelegt, gehören Körper, Geist und Seele untrennbar zusammen. Der Körper braucht Geist und Seele, um lebendig zu sein. Gleichzeitig findet die Seele ihr Zuhause im Körper und drückt sich zum Teil auch durch ihn aus. Darum ist es so wichtig, dich auch um deinen Körper zu kümmern, nicht nur, um durch die Körperarbeit tieferliegende Schichten deines Selbst zu erreichen, auch schlichtweg, um ihn gesund und leistungsfähig zu halten. Mit einem kranken, von Schmerzen geplagten Körper kannst du dich nur schwer konzentrieren. Ein unkonzentrierter Geist wiederum findet kaum den Zugang zu subtilen Sphären. Nicht umsonst wird die äußerste, die physische Hülle in der Vedanta-Philosophie auch Annamaya Kosha, die Nahrungshülle, genannt. Während die feinstofflichen Hüllen durch Energiearbeit gestärkt werden können, benötigt die Annamaya Kosha die richtige Nahrung, um gesund und stark zu werden. Wenn du in deiner Entwicklung dem Körper nicht die gleiche Aufmerksamkeit zuteilwerden lässt wie deinem Geist, wird er sich früher oder später durch Symptome bemerkbar machen. Hast du zum Beispiel ein schwaches Immunsystem und immer wiederkehrende Entzündungssymptome im Hals, bist du in deiner Kommunikationsfähigkeit eingeschränkt – das Vishuddha-Chakra leidet. Bei Bauchschmerzen und entzündlichen Darmerkrankungen wiederum kannst du dich nur schwer mit dem Solarplexus verbinden und ein starkes Sonnengeflecht entwickeln.

Allen Ratschlägen und Ernährungsstilen – sei es nun Low Carb, High Carb, Vegan oder Paleo – ist gemein, dass es bestimmte Grundsätze darüber gibt, was als „gesund" angesehen wird. In der Regel werden hauptsächlich unverarbeitete Rohstoffe sowie viel Obst und Gemüse empfohlen. Nicht jede Ernährungsform ist jedoch für jeden Menschen gleichermaßen geeignet. Denn individuelle Faktoren führen dazu, dass bestimmte Nahrungsmittel besser verdaut und verwertet werden können als andere. Ich möchte dir die Ayurveda-Ernährung ans Herz legen. Ayurveda ist die traditionelle indische Heilkunst, die wie die Yogaphilosophie auf die Weisheit der Veden zurückgeht. Nahrungsmittel im Ayurveda sind immer auch Heilmittel, die entweder ausgleichend, aktivierend oder entspannend auf den Organismus wirken. Besteht ein Ungleichgewicht auf einer Ebene – körperlich, geistig oder energetisch –, kann es zu Symptomen kommen. Nahrungsmittel sowie verschiedene Praktiken können helfen, die Balance wiederherzustellen. Im Ayurveda gibt es drei Körpertypen oder Elemente, die Doshas. Sie sind in unterschiedlicher Zusammensetzung in jedem Menschen verankert, wobei oft eines dominiert und Einfluss auf das Temperament und die körperliche Verfassung des Menschen hat.

Das **Vata Dosha** steht im Zusammenhang mit den Elementen Luft und Äther. Es gilt als Lebensenergie, die sämtliche Vorgänge reguliert. Körperlich ist Vata verbunden mit dem Atem, dem Nervensystem und dem Bewegungsapparat. Vata-Typen strahlen oft eine große Leichtigkeit und Flexibilität aus. Ihr Körperbau ist eher zart und wirkt bisweilen etwas zerbrechlich. Ist Vata übermäßig vorhanden, kann es jedoch zu Nervosität, Unruhe, Ängsten, Schlaflosigkeit und Sprunghaftigkeit kommen.

Das **Pitta Dosha** setzt sich aus den Elementen Feuer und Wasser zusammen. Es steht für Hitze und Wärme. Im Körper ist es hauptsächlich verantwortlich für den Stoffwechsel und die Verdauung. Pitta-Typen strahlen oft große Energie und Durchsetzungsfähigkeit aus. Ein ausgeglichenes Pitta sorgt für Lernfähigkeit und Aufmerksamkeit. Pitta-Typen haben meist einen eher athletischen Körperbau und eine gut durchblutete Haut. Ist es überaktiv, kann es auf geistiger Ebene zu Hitzigkeit und Wut, auf körperlicher Ebene zu Verdauungsstörungen und Entzündungen kommen.

Das **Kapha Dosha** besteht aus den Elementen Wasser und Erde. Es handelt sich um eine schaffende, formende Energie. Körperlich ist es verantwortlich für die festen Strukturen: Knochen und Skelett. Kapha-Typen sind meist ausgeglichen, ruhig und gut geerdet. Ihr Körperbau ist eher stämmig und gut entwickelt. Gerät Kapha aus dem Gleichgewicht, kann dies jedoch zu Fettleibigkeit, Passivität und Depression führen.

Je nachdem, wie die Doshas sich in einem Organismus zusammensetzen, gibt es unterschiedliche körperliche und seelische Konstitutionen, die wiederum einen anderen Lebensstil und eine andere Ernährungsweise als wohltuend erleben. Außerdem besitzt jeder Mensch von Geburt an eine bestimmte Konstitution. Durch Erfahrungen und Erlebnisse im Laufe des Lebens kann es jedoch passieren, dass er sich von ihr entfernt hat und später eine andere vorherrscht. Vor allem, wenn du unter Lebensmittelunverträglichkeiten, Verdauungsproblemen oder anderen Beschwerden leidest, kann ich dir nur ans Herz legen, dich mit diesem Thema einmal näher zu beschäftigen. Verschiedene Nahrungsmittel, Geschmäcker und Zubereitungsarten können sich zudem unterschiedlich auf die jeweiligen Chakren auswirken. So ist insgesamt eine vegane

Ernährung positiv für das Herzchakra, da sie frei von Gewalt ist. Jedes Lebewesen trägt nämlich energetische Informationen in sich, und wenn du ein totes und gewaltvoll geschlachtetes Tier zu dir nimmst, nimmst du damit gleichzeitig auch die Informationen „Schmerz" und „Tod" in dich auf. Natürlich kann eine Ernährung, die Fleisch und Fisch integriert, auf körperlicher Ebene gesund sein. Du solltest dir jedoch stets bewusst machen, dass du auch immer die Energie der Dinge, die du zu dir nimmst, in dich integrierst. Aus diesem Grund ist es auch so wichtig, auf hochwertige und möglichst unbehandelte, saisonale und regionale Lebensmittel zurückzugreifen. Zudem haben Gewürze in der Ayurveda-Ernährung eine besonders wichtige Rolle, da sie aktivierend oder ausgleichend wirken. Besteht die Ernährung überwiegend aus frischen Lebensmitteln, hochwertigem Getreide und viel Wasser, ist sie leichter verdaulich. Dies bedeutet auch, dass du mehr Energie hast und ein angenehmeres Körpergefühl vorherrscht. Verzichte weitestgehend auf Zucker, Transfette und Weißmehl. Fett und Zucker sollten außerdem nicht kombiniert werden, da dies zu Verdauungsbeschwerden und einem unangenehmen Völlegefühl führen kann. Zudem spielt es bei der Ayurveda-Ernährung auch eine Rolle, in welcher Stimmung und zu welchen Zeiten du isst. Versuche, dir zum Essen immer Zeit zu nehmen. Iss nicht in Eile und nicht, wenn du abgelenkt bist. Konzentriere dich achtsam auf jeden Bissen. Iss nur dann, wenn du wirklich hungrig bist, und versuche, nicht über den Hunger zu essen. All diese Dinge sorgen dafür, dass deine Mahlzeiten dich nähren und mit Energie versorgen, anstatt dich müde und träge zu machen. In den Kapiteln zu den jeweiligen Chakren werde ich dir konkrete Hinweise geben.

**Abschließende Hinweise**

Wenn du mit der Energiearbeit beginnst, wirst du feststellen, dass es immer Zeiten gibt, in denen sie dir leichter fällt, und Zeiten, die du als herausfordernd erlebst. Versuche, dich selbst nicht unter Druck zu setzen und dir ausreichend Zeit zu geben für Veränderung und Entwicklung.

Druck erzeugt nur Gegendruck. Chakra-Arbeit ist immer auch eine ganzheitliche Arbeit mit dem gesamten Körper-Geist-Seele-System, die Zeit und Kraft erfordert. Es ist daher gut, bestimmte Routinen in den Alltag einzubauen, die mit der Zeit zu Gewohnheiten werden, die dich wenig Kraft kosten, sondern schließlich ein Teil deines Alltags sind. Gleichermaßen ist es wichtig, neben kurzen Einheiten, die du auch mit wenig Zeitaufwand in deinem Tag unterbringen kannst, Zeit einzuplanen für längere Sessions und ausgiebige Körperarbeit, beispielsweise im Rahmen von Workshops oder längeren Yogastunden. Energiearbeit kann viel Kraft geben – jedoch bisweilen auch sehr anstrengend sein. Es wird Tage geben, an denen du tief einsteigen kannst – und Tage, an denen das eben nicht möglich ist. Versuche, deine Grenzen stets zu respektieren und in deinem eigenen Rhythmus zu arbeiten.

Mit diesen Hinweisen bist du nun gut ausgestattet, um endlich mit der inneren Arbeit zu beginnen. Im Folgenden möchte ich dir im Detail die sieben Hauptchakren vorstellen und darauf eingehen, wie du jedes deiner Chakren öffnen, stärken und harmonisieren kannst.

# Kapitel 3

# Die sieben Hauptchakren ins Gleichgewicht bringen

## Das Muladhara-Chakra: Das Wurzelchakra

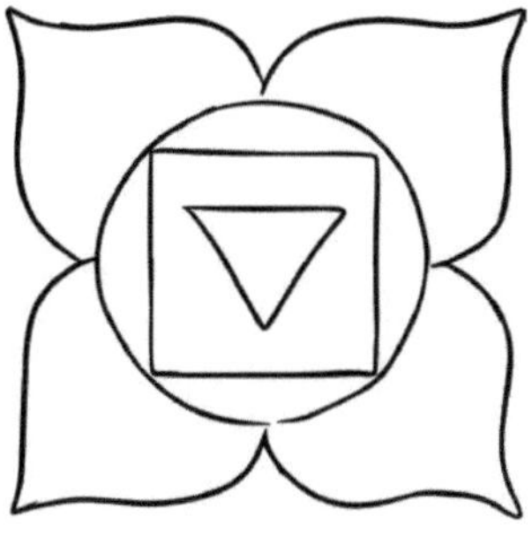

Das Muladhara-Chakra ist das unterste der sieben Hauptchakren und stellt daher die Basis des gesamten Energiesystems dar. Es ist jenes Chakra, das sich im Mutterleib zuletzt entwickelt und in der Kindheit als erstes öffnet. Für den größeren Zyklus spielt das Muladhara-Chakra insbesondere in den ersten sieben Lebensjahren eine wichtige Rolle. Da im ersten Lebensjahr der Geruchssinn von allen Sinnen am stärksten ausgebildet ist – über den Geruch der Mutter erfährt ein Baby Geborgenheit –, ist dieser Sinn eng mit dem Wurzelchakra verknüpft. Körperlich steht außerdem alles Feste und Stabile in Bezug zum Wurzelchakra. Das sind insbesondere Knochen, Zähne und Wirbelsäule. Aber auch das Blut, der

Darm und die Nebennieren sind mit dem Wurzelchakra verbunden. Ein geöffnetes Wurzelchakra ist ein wichtiger Grundbaustein für eine gute körperliche Verfassung. Mit ihm zusammenhängende Lebensthemen sind Urvertrauen, Stabilität, Sicherheit und Vitalität. Ist Muladhara blockiert, herrschen Ängste und Unsicherheiten vor. Menschen mit einem überaktiven Wurzelchakra neigen dazu, sich übermäßig vor Veränderungen zu fürchten und an vermeintlichen finanziellen Sicherheiten festzuhalten. Es wird dem Erdelement zugeordnet und steht in Verbindung mit der Farbe Rot. Anatomisch gesehen befindet es sich zwischen Anus, Genitalien und Steißbein.

Das Muladhara-Chakra verbindet uns mit der physischen Welt und den Energien der Erde. Ist es in Harmonie, haben wir das Gefühl, mit beiden Beinen fest auf dem Boden zu stehen. Nur so besitzen wir die Kraft, Dinge vorausschauend zu planen und Ziele langfristig umzusetzen. Es hilft uns, eine Heimat in uns selbst zu finden und eine ursprüngliche, bedingungslose Lebensfreude zu entwickeln, die an keine äußeren Gegebenheiten geknüpft ist. Die Kundalini-Energie, die bei den meisten Menschen schläft, befindet sich zusammengerollt im Muladhara-Chakra. So symbolisiert es auch die Basis der gesamten spirituellen Entwicklung: Die Erweckung der Kundalini startet im untersten Chakra und steigt anschließend entlang der Wirbelsäule auf.

## Das harmonische Wurzelchakra

Menschen, deren Wurzelchakra geöffnet und im Gleichgewicht ist, haben einen stark ausgeprägten Lebenswillen und strahlen Ruhe und Urvertrauen aus. Sie fühlen sich meist mit der Natur sehr verbunden und ziehen viel Kraft aus ihr. Menschen mit einem starken Wurzelchakra haben Ausdauer und Durchhaltevermögen. Wenn es Probleme gibt, dann geben sie nicht sofort auf, sondern bleiben geduldig am Ball, bis sie das Problem gelöst haben. Eine innere lebensbejahende Haltung sorgt aber auch dafür, dass sie sich sorglos dem Strom des Lebens anvertrauen können, ohne alles kontrollieren und beeinflussen zu müssen. Außerdem haben diese Menschen ein gutes Verhältnis zu allem Materiellen: Geld, Besitz, Macht. Auf körperlicher Ebene zeigt sich ein ausbalanciertes Wurzelchakra in einer guten Verdauung und einem starken Immunsystem.

## Das blockierte Wurzelchakra

Menschen, die eine Blockade im untersten Chakra haben, wissen oft nicht so recht, wo sie in ihrem Leben hinwollen. Es fällt ihnen schwer, Entscheidungen zu treffen, und sie werden häufig von Ängsten existenzieller oder finanzieller Natur geplagt. Es fehlt das Urvertrauen und der feste Boden unter den Füßen. Diese Menschen müssen sehr viel tun, um sich sicher zu fühlen und wirklich entspannen zu können. Ist das unterste Chakra blockiert, kann die Energie nicht problemlos durch den restlichen Körper fließen. Daher fehlt manchmal schlichtweg die Antriebskraft, um Dinge umzusetzen. Da sich diese Menschen mit dem Leben oft nicht richtig verbunden fühlen, kann es auch vorkommen, dass sie die Natur bedenkenlos zerstören oder verschmutzen. Wie oben beschrieben, steht das Wurzelchakra in Verbindung mit den Nebennieren, in denen unter anderem die Stresshormone Adrenalin und Cortisol produziert werden, die mitverantwortlich für den Flucht-Kampf-Mechanismus und die sympathische Aktivität im Körper sind. Menschen mit blockiertem Wurzelchakra haben aus diesem Grund oft viel Stress im Körper und verfallen auf der Suche nach Wegen zu dessen Reduzierung nicht selten auf dysfunktionale Bewältigungsstrategien wie Drogenkonsum und Verhaltenssüchte. Körperliche Störungen, die mit einem blockierten Wurzelchakra einhergehen können, sind Darmerkrankungen, Knochenerkrankungen, Anämie, Blutdruckschwankungen, Immunschwäche, chronische Müdigkeit und Hämorrhoidalleiden.

In der tantrischen Philosophie wird davon ausgegangen, dass Chakren auch durch Themen blockiert werden können, die in früheren Leben eine Rolle gespielt haben. In so einem Fall handelt es sich um eine Art Altlast, an die die oder der Betroffene jedoch keine Erinnerung mehr hat. Du kannst dir diese Themen auch vorstellen als eine Art Charaktereigenschaft oder ein bestimmtes Temperament, das bereits mit der Geburt in die Welt kommt, ohne dass bestimmte Umwelteinflüsse dabei eine Rolle gespielt haben. In Bezug auf das Wurzelchakra kommt dies allerdings so gut wie nie vor. Die meisten Menschen werden mit einem intakten Wurzelchakra geboren. Wenn du vermutest, eine Blockade zu haben, dann sind deren Gründe in den allermeisten Fällen in deiner Biografie zu finden. Dabei können alle möglichen Ursachen in Frage kommen: zu wenig Geborgenheit und Sicherheit in der Kindheit zum Beispiel. Aber auch im Erwachsenenalter können noch Blockaden entstehen, zum Beispiel durch Gewalterfahrungen, Existenzängste, Armut, Traumata oder ständige Streitereien in der Familie. Manchmal spielen auch Lebensstilfaktoren eine Rolle, wie schlechte Ernährung, ständige Ortswechsel, Medikamenten- und Drogenkonsum oder zu wenig Bewegung.

### Möglichkeiten zur Stärkung des Wurzelchakras

Es gibt verschiedene Dinge, die du für dich tun kannst, um dein Muladhara-Chakra zu unterstützen und dir so dabei zu helfen, in ein energetisches Gleichgewicht zu finden.

Da die Farbe des Muladhara-Chakras Rot ist, hilft es, wenn du dich mit kräftigen Rottönen umgibst und sie immer wieder ganz bewusst in dich aufnimmst. Du kannst rote Kleidung tragen oder eine Wand in deiner Meditationsecke rot streichen. Vielleicht stellst du einen Strauß dunkelrote Rosen oder Tulpen auf deinen Tisch oder trägst ein rotes Schmuckstück– einen Ring, ein Armband oder eine Kette. Immer wenn dein Blick darauf fällt, kannst du einmal durchatmen und dir einen Moment Zeit nehmen, um dich mit deinem Muladhara-Chakra zu verbinden.

Rot leuchtende Steine sind zum Beispiel der Achat, der Blutstein, Blutjaspis, rote Koralle, Granat und Rubin. Aber auch der Onyx, der Hämatit, der Rhodonit und der schwarze Turmalin lassen sich in der Edelsteintherapie bei Themen einsetzen, die mit dem Wurzelchakra verknüpft sind.

Düfte, die auf das Muladhara-Chakra wirken, sind Zedernholz und Nelke. Auch Rosmarin, Ingwer, Zypresse, Weihrauch, Myrrhe und Kampfer lassen sich gut als Raumdüfte verwenden. Auf dem Ingwer kannst du auch von Zeit zu Zeit ein wenig herumkauen, falls er dir nicht zu scharf ist. Damit tust du nicht nur deinem Chakra, sondern auch deinem Immunsystem einen Gefallen. Als Düfte für Räucherstäbchen oder Räucherstövchen eignen sich Patchouli, Eichenmoos, Sandelholz und Moschus – also vor allem solche mit einer holzigen, herben Note. Wenn du Massagen magst, kannst du dir auch ein spezielles ayurvedisches Massageöl mit Düften besorgen, die zum Muladhara-Chakra passen. Damit kannst du dich nach einem anstrengenden Tag verwöhnen lassen – oder dir eine Selbstmassage, vorzugsweise der Hände oder der Füße, gönnen.

## Yoga für das Muladhara-Chakra

Das Bija-Mantra des Wurzelchakras ist „LAM“ und so wirkt eine Meditation besonders intensiv, wenn du als Fokuspunkt diese Silbe nutzt, die du laut oder innerlich rezitierst. Dabei konzentrierst du dich vorzugsweise auf deinen Beckenboden und den Wirkbereich des Muladhara-Chakras. Jedes Chakra ist außerdem einer bestimmten Gottheit, auch Devata genannt, zugeordnet. Diese Gottheiten sind als Ur-Prinzipien des Menschseins zu verstehen und symbolisieren bestimmte Aspekte, die jeder Mensch in sich trägt. Als Gottheiten des Muladhara-Chakras gelten je nach Tradition Ganesha oder Brahma. Ganesha ist ein elefantenköpfiger Gott, der für einen guten Anfang und die Beseitigung von Hindernissen steht. Er wird angerufen, wenn etwas Neues begonnen und eine neue Unternehmung gestartet werden soll. Als dickbäuchige Figur mit vielen Armen und oft in einer tanzenden Pose dargestellt, verkörpert Ganesha das Zusammenspiel aus grob- und feinstofflichen, irdischen und geistigen Kräften. Sein dicker Bauch steht für das Universum – also gleichermaßen für körperliche Genüsse und spirituelles Wachstum. So verdeutlicht seine Gestalt, dass beides stets Hand in Hand geht und eines das andere keinesfalls ausschließt. Brahma ist eine der wichtigsten hinduistischen Gottheiten und ein Teil der hinduistischen Trinität, die neben ihm, dem schöpfenden Element, noch aus Vishnu, dem erhaltenden Element, und Shiva, dem zerstörenden Element, besteht. Brahma wird dargestellt mit vier Köpfen und vier Händen, welche die vier Himmelsrichtungen und die vier Veden symbolisieren, als deren Erschaffer er gilt. Als Schöpfergott liegt die Assoziation mit dem Muladhara-Chakra nahe, das mit unserer Verbindung zur Erde und dem Anfang von allen Dingen verknüpft ist.

Wenn du dir das Symbol von Muladhara ansiehst, dann erkennst du dort zunächst eine Lotusblüte mit vier Blütenblättern. Sie symbolisieren vier innere Funktionen: Geist, Intellekt, Bewusstsein und Ego. Auch wenn diese eher den oberen Chakren zugeordnet sind, haben sie doch hier im Muladhara-Chakra ihren Ursprung. Neben dem Bija-Mantra enthält das Symbol außerdem ein auf der Spitze stehendes Dreieck, das zwei Bedeutungen hat: Zum einen zeigt es, dass die Energie aus dem Universum wie in einen Trichter hineingezogen und weiter nach unten geleitet wird. In umgekehrter Richtung jedoch lässt sich im Dreieck auch die Ausdehnung nach oben hin sehen. Während der Ursprung in der Spitze des Dreiecks liegt, entfaltet sich das Bewusstsein nach oben in alle Richtungen.

Eine Meditation, die sich direkt an dein Wurzelchakra wendet, solltest du besonders dann praktizieren, wenn du physisch erschöpft oder ausgelaugt bist. Auch bei Ängsten und innerer Unruhe kann sie helfen, dich wieder gelassener und geerdeter zu fühlen. Neben dem Mantra „LAM" und dem Fokus auf Muladhara kannst du dabei mit der Farbe Rot arbeiten, indem du dir ein rotes Licht im untersten Chakra vorstellst. Oder du visualisierst einen roten Feuerball, der sich, ausgehend vom untersten Chakra, im ganzen Körper ausbreitet und dich mit Wärme und Energie erfüllt.

Das Pranayama zur Harmonisierung von Muladhara ist Nadi Shodana, die Wechselatmung. Sie wurde bereits im ersten Kapitel erklärt. Besonders wirksam ist sie, wenn du dich dabei auf den Boden unter dir konzentrierst. So kannst du zum Beispiel visualisieren, wie du mit der Einatmung Energie aus der Erde in dich aufnimmst und mit der Ausatmung deine Altlasten wieder an den Boden abgibst.

Für die Yogapraxis eignen sich ebenfalls Übungen, die dich mit dem Boden verbinden. Der Klassiker ist Tadasana, die Berghaltung, die vermeintlich einfach ist, jedoch deutlich komplexer wird, je tiefer du in sie hineingehst. Dies hat insbesondere damit zu tun, dass viele Menschen Fehlstellungen im Körper haben, die diese Asana zu einer echten Herausforderung werden lassen. So kann Tadasana dich dazu ermutigen, dich intensiv mit deiner Körperhaltung auseinanderzusetzen und deine Baustellen dort Schritt für Schritt zu erkennen und zu transformieren.

### **Übung: Tadasana – der Berg**

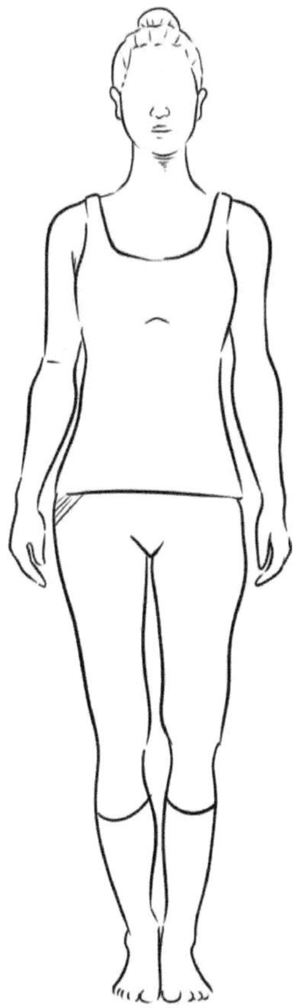

Auf der Abbildung wirkt Tadasana wie eine der einfachsten Yogaposen überhaupt – schließlich geht es ja nur darum, aufrecht zu stehen. Doch nicht umsonst wird sie manchmal auch als die „Mutter aller Asanas" bezeichnet. Durch einen überwiegend sitzenden Arbeitsalltag und das ständige Vornüberbeugen über dem Smartphone ist es nämlich keinesfalls selbstverständlich, gerade zu stehen. Auch kleine Dysbalancen, beispielsweise in der Fußstellung, können dazu führen, dass die gesamte Körperhaltung aus dem Gleichgewicht gerät. Wenn du lernst, wirklich aufrecht zu stehen – so, dass jedes Gelenk, jeder Knochen und jede Sehne perfekt aufeinander aufbauen und dein Skelett ideal ausgerichtet ist –, wirst du diese perfekte Ausrichtung auch leichter in sämtliche andere Asanas übertragen können. Du wirst ein Gefühl dafür entwickeln, wann deine Haltung sich stimmig und ausbalanciert anfühlt. Selbst fortgeschrittene Yogins und Yoginis sollten sich daher regelmäßig Tadasana widmen und auch dieser vermeintlich simplen Pose Aufmerksamkeit und Bewusstheit schenken.

**Ausführung**

Um Tadasana einzunehmen, stellst du dich zunächst aufrecht auf deine Yogamatte. Die Füße können entweder geschlossen oder hüftbreit geöffnet sein. Besonders für Frauen mit einem breiteren Becken ist es oft angenehmer, die Füße nicht ganz eng zu schließen. Probiere aus, was sich für dich am besten anfühlt. Dabei sollten die Innenkanten deiner Füße stets parallel zueinander ausgerichtet sein. Achte darauf, dass deine Zehen flach auf dem Boden aufliegen und jeder einzelne Zeh einen stabilen Bodenkontakt hat. Schließe nun deine Augen und konzentriere dich ganz auf deine Füße und die Gleichgewichtsverteilung, die auf beiden Füßen exakt gleich sein sollte. Verlagere dein Gewicht so, dass es vor allem auf den Fersen, Großzehenballen und Kleinzehenballen liegt. Das Fußgewölbe dazwischen kann sich nun wie ein Bogen aufspannen.

Die Knie sind leicht gebeugt und locker. Du spannst leicht den Bauch an und ziehst dabei gleichzeitig das Steißbein etwas nach unten. Durch diese

Bewegung wird dein Becken leicht gekippt und der untere Rücken kann gerade werden. Ziehe deine Wirbelsäule lang und entspanne dabei deine Schultern. Denke nach oben in die Aufrichtung. Der Nacken ist dabei entspannt. Die Scheitelkrone sollte direkt über der Hüfte ausgerichtet sein. Wenn du Tadasana richtig aufgebaut hast, wirst du spüren, dass dein Atem ruhig, entspannt und mühelos durch deinen Körper fließen kann. Es gibt keine Blockaden im Körper und keine Punkte, an denen der Atem ins Stocken gerät.

Neben Tadasana gibt es natürlich noch weitere Übungen zur Stärkung von Muladhara:

**Baddha Konasana (Schmetterling oder Schustersitz)**

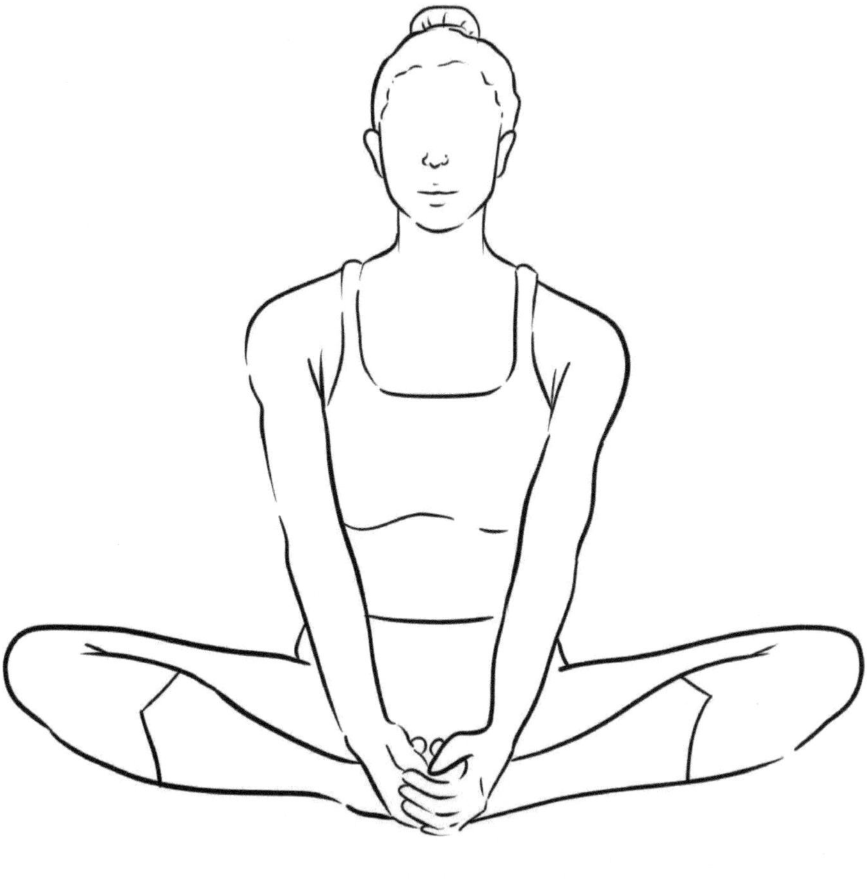

## Chakravakasana (Katze und Kuh)

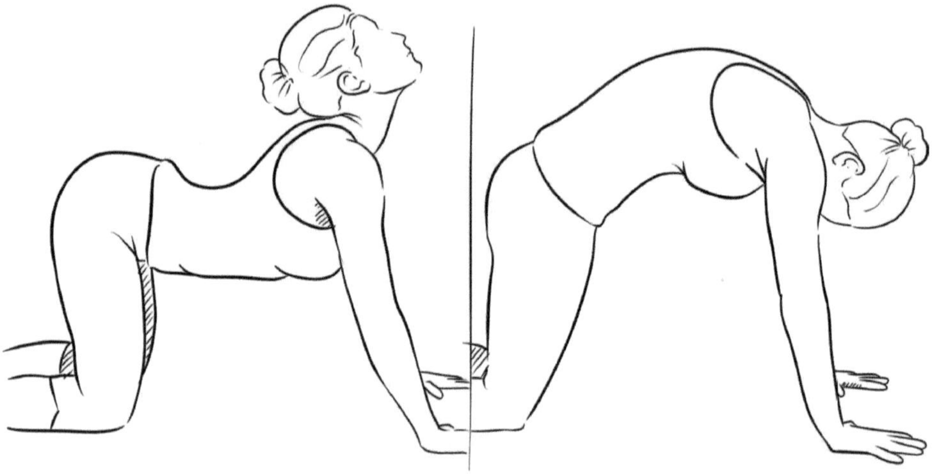

## Vrksasana (der Baum)

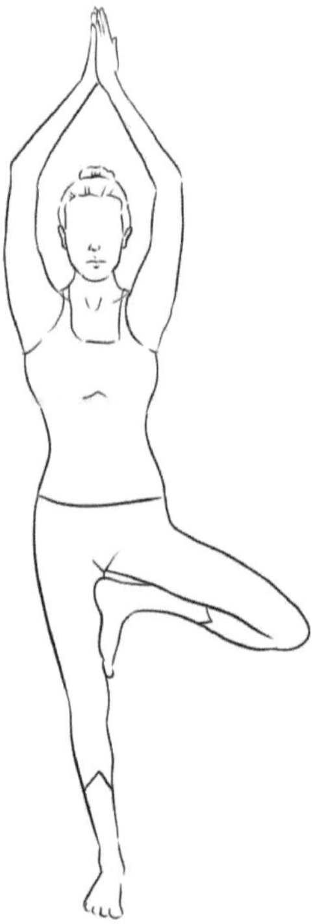

### Bakasana (Kranich oder Krähe)

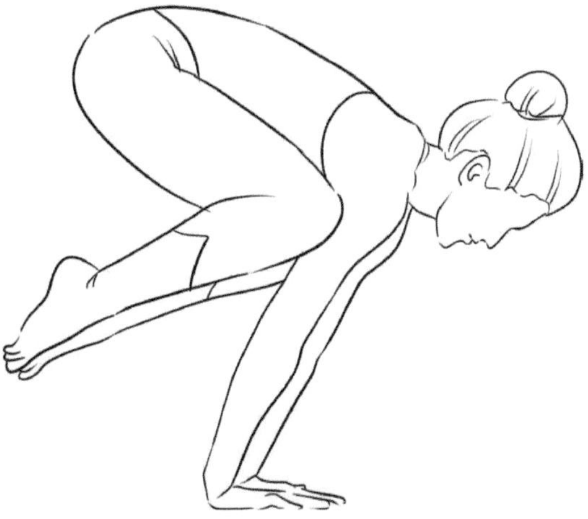

Yoga entfaltet seine ganzheitliche Wirksamkeit durch ein Zusammenspiel aus Körperübungen, Entspannung, Atemübungen, Ernährung und meditativen Techniken. Es gibt also nicht die eine perfekte Asana für ein balanciertes Muladhara-Chakra. Versuche stattdessen lieber, eine abgerundete Yogapraxis auf der Matte und im Leben zu etablieren, die du dann zu gegebener Zeit durch Übungen ergänzt, die besonders auf das Muladhara-Chakra wirken.

### Ernährung und Rezeptteil

Nahrungsmittel, die einen Einfluss auf dein Wurzelchakra haben, sind hauptsächlich Wurzelgemüse. Versuche vermehrt, Lebensmittel in deinen Speiseplan zu integrieren, die unter der Erde wachsen, zum Beispiel Kartoffeln, Pastinaken, Rote Bete, Karotten, Kohlrabi oder Zwiebeln. Besonders rote Lebensmittel wirken sich harmonisierend aus: Kirschen, Erdbeeren, Tomaten oder Goji-Beeren. Ideal sind außerdem warme, deftige Speisen wie Suppen oder Eintöpfe. Proteine aus Bohnen, Erbsen, Hülsenfrüchten, Nüssen oder Tofu vermitteln Festigkeit und stärken deine Muskeln.

Die folgende Suppe wärmt und kräftigt von innen.

## Rezept: Wärmende Gemüsesuppe

### Zutaten

1 Zwiebel

2 bis 3 Knoblauchzehen

1 Esslöffel Kokosöl

1 Süßkartoffel

4 rote Mohrrüben

2 Pastinaken

2 bis 3 Knollen Rote Bete

1 Esslöffel frischer Ingwer oder Ingwerpulver

1 Dose Kokosmilch

250 Milliliter Gemüsebrühe

je nach Geschmack Muskatnuss, Zimt, Chili

Salz und Pfeffer

### Zubereitung

1. Schäle das Gemüse und schneide es in Würfel.
2. Erhitze das Kokosöl in einem großen Topf und schwitze die Zwiebeln darin an, bis sie glasig sind.
3. Gib das restliche Gemüse und die Gewürze dazu und brate alles für etwa drei Minuten weiter.
4. Lösche das Ganze mit Gemüsebrühe und Kokosmilch ab, lasse es kurz aufkochen und anschließend für etwa zwanzig Minuten köcheln, bis das Gemüse weich gekocht ist.
5. Püriere die Suppe fein und schmecke sie mit Salz und Pfeffer ab.
6. Genieße die Suppe warm!

## Innere Prozesse

Anfangs hatte ich bereits erklärt, dass ein blockiertes Wurzelchakra oft seine Ursache in geistigen Blockaden, traumatischen Erfahrungen oder schwierigen Entwicklungsbedingungen in der Kindheit hat. Um das Chakra zu öffnen, ist es daher wichtig, sich innerlich auch diesen Verletzungen und den damit verbundenen Gefühlen zuzuwenden. Viele Menschen werden, wenn sie seelische Schmerzen erleiden, auch im Körper fest und steif. Sie spalten sich ein Stück weit von ihrem Körper ab, da auf diese Weise auch die schmerzhaften Gefühle vermeintlich in Schach gehalten werden. Angst, Schmerz oder Trauer können so dazu führen, dass wir uns verschließen und verkrampfen. Es ist wie bei einer kalten Dusche: In dem Augenblick, in dem das kalte Wasser auf deine Haut trifft, ziehen sich alle Blutgefäße zusammen und der ganze Körper ist kurz in einer Art Schockzustand. Der Atem stockt. Adrenalin durchflutet den Organismus. Etwas Ähnliches kann auch passieren, wenn wir seelisch von etwas „kalt erwischt" werden. Die kalte Dusche wird dann aushaltbar und sogar erfrischend, wenn wir es schaffen, uns zu entspannen und die Kälte gewissermaßen durch uns hindurchströmen zu lassen. Ähnlich ist es auch mit unangenehmen Gefühlen. Es ist wichtig, sich nicht zu verschließen, sondern jedes Gefühl zuzulassen, das sich zeigt. Emotionen, die sich als Verkrampfungen im Körper festgesetzt haben, lassen sich oft auch über den Körper wieder lösen. Lerne, dich zu entspannen und den Körper weich werden zu lassen. Finde heraus, was dein Körper und deine Seele brauchen und auf welche Weise sie mit dir kommunizieren. Sorge gut für dich. Bewege dich im Alltag, um ein hohes Stresslevel abzubauen und den Kopf freizubekommen.

Ein zweiter seelischer Aspekt, der eine wichtige Rolle spielt, sind Ängste. Auch Angst setzt sich im Körper fest und blockiert das Wurzelchakra. Daher ist es hilfreich, zu lernen, mit den Ängsten umzugehen und sie Stück für Stück loszulassen. Schäme dich nicht dafür, Angst zu haben – auch Ängste haben immer einen Grund –, sondern nimm sie liebevoll an und lass sie, wie die Kälte, durch dich hindurchfließen. Schaue, dass du in einem sozialen Umfeld bist, in dem du dich sicher und gut aufgehoben fühlst. Oft hilft es, sich mit den Ängsten jemandem anvertrauen zu können – einer Therapeutin, einem Therapeuten oder auch Freunden und Familienangehörigen. Das Sprechen über das, was bedrückt, nimmt der Sache oft schon einen großen Teil des Schreckens. So können sich Blockaden mit der Zeit lösen, sodass die Energie auf sämtlichen Ebenen wieder frei fließen kann.

## Zusammenfassung

| Name | Muladhara-Chakra, Wurzelchakra, 1. Chakra |
|---|---|
| Lage | am unteren Ende der Wirbelsäule, zwischen Anus, Genitalien und Steißbein |
| Entwicklungsalter | die ersten sieben Lebensjahre |
| Lebensthemen | Urvertrauen, Stabilität, Sicherheit |
| Körpersinn | Geruchssinn |
| körperliche Symptome bei Ungleichgewicht | Störungen der Knochen, Zähne, Wirbelsäule, des Blutes, des Darms und der Nebennieren |
| psychische Symptome bei Ungleichgewicht | Ängste, Antriebslosigkeit, innere Anspannung, Suchtproblematiken |
| Farbe | Rot |
| Element | Erde |
| Asanas | Tadasana, Baddha Konasana, Chakravakasana, Vrksasana, Bakasana |
| Pranayama | Wechselatmung (Nadi Shodana) |
| Bija-Mantra | LAM |
| Gottheit | Ganesha, Brahma |
| Edelsteine | Achat, Blutstein, Blutjaspis, rote Koralle, Granat, Rubin, Onyx, Hämatit, Rhodonit, schwarzer Turmalin |
| Aromatherapie und Räuchern | Zedernholz, Nelke, Rosmarin, Ingwer, Zypresse, Weihrauch, Myrrhe, Kampfer, Ingwer, Patchouli, Eichenmoos, Sandelholz, Moschus |
| Ernährung | Wurzelgemüse (Kartoffeln, Pastinaken, Rote Bete, Karotten, Kohlrabi, Zwiebeln), rote Lebensmittel (Kirschen, Erdbeeren, Tomaten, Goji-Beeren), warme und deftige Speisen (Suppen oder Eintöpfe), Proteine aus Bohnen, Erbsen, Hülsenfrüchten, Nüssen oder Tofu |

## Das Svadhisthana-Chakra: Das Sakralchakra

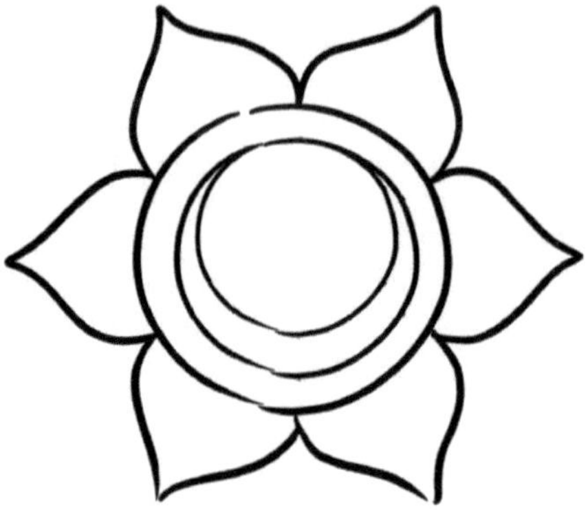

„Svadhisthana" bedeutet im Sanskrit so viel wie „Lieblichkeit" oder „Süße". Dieses Chakra, das sich etwa eine Handbreit unter dem Bauchnabel befindet, steht in Verbindung mit der Lust am Leben, mit Sexualität und Emotionen. Der dem Svadhisthana-Chakra zugeordnete Sinn ist der Geschmackssinn. Es hilft uns gewissermaßen dabei, die „Süße des Lebens" zu kosten und zu genießen.

Durch die Art und Weise, wie wir in der westlichen Welt miteinander leben, ist es für viele Menschen eine Herausforderung, das Svadhisthana-Chakra in Balance zu halten. Damit meine ich vor allem die vorherrschende Überbetonung der Ratio, der Wissenschaft und des Verstandes. Gefühle werden oft weniger geschätzt und teilweise belächelt. Das moderne Arbeitsleben, bei dem Menschen zu den immer gleichen Zeiten aufstehen, essen, arbeiten und am Abend erschöpft vor dem Fernseher sitzen, bietet für viele nur ungenügend Raum für Gefühle, Leidenschaften und Träume. Oft lernen wir bereits in der frühen Kindheit, intensive Gefühle zu unterdrücken, insbesondere solche, die vermeintlich „negativ" sind, also Wut, Trauer, Neid oder Hass. Manchmal ist es auch schlichtweg so, dass Eltern, die selbst nicht gelernt haben, mit ihren unangenehmen Gefühlen umzugehen, mit dem natürlichen Gefühlsausdruck ihrer Kinder überfordert sind. So lernen vor allem feinfühlige Kinder schnell, dass manche Gefühle keinen Platz in der Familie haben. Doch Gefühle ständig zu kontrollieren und zu unterdrücken, kostet viel Kraft, mehr noch: Es schneidet uns ab von unserer Lebendigkeit, unseren Emotionen und unserem Körper. Svadhisthana steht für den Ausdruck der Gefühle, für das Im-Fluss-Sein mit dem Leben, für Kreativität und Leichtigkeit.

Es ist körperlich eng verbunden mit den Keimdrüsen und den Geschlechtsorganen. Allerdings stimuliert es nicht nur den körperlichen Fortpflanzungstrieb, sondern symbolisiert auch die Schöpferkraft in einem weiteren, spirituellen Sinne. Das Svadhisthana-Chakra hilft uns dabei, das Leben beherzt in die eigenen Hände zu nehmen und es so zu gestalten, wie es zu unseren Bedürfnissen passt. Das ihm zugeordnete Element ist das Wasser, das für Flexibilität und Beweglichkeit steht. Auch das Flüssige im Körper, also die verschiedenen Körpersäfte (Lymphe, Blut, Verdauungssäfte, Sperma) sind Svadhisthana zugeordnet.

Seine Farbe ist Orange – ein aktivierender, anregender Farbton, die Farbe des Sonnenauf- und -unterganges, der Lebendigkeit und Wärme.

Entwicklungsgeschichtlich spielt dieses Chakra vor allem im Kleinkindalter eine wichtige Rolle. In einer bestimmten Entwicklungsphase nehmen Kinder alles in den Mund, um so die Dinge zu begreifen. Hier findet sich wieder der Zusammenhang zum Geschmackssinn: Sie wollen das Leben kosten. Außerdem sind die Jahre um und nach der Pubertät besonders relevant für die Ausprägung von Svadhisthana, da sich zu dieser Zeit die sexuelle Identität entwickelt und entfaltet.

Traditionell steht das zweite Chakra in Verbindung mit den Polen Mann und Frau, Sonne und Mond, Ida und Pingala. So ist es eine Hauptaufgabe des Svadhisthana-Chakras, beide Pole miteinander in Einklang zu bringen. Als Symbol wird die Mondsichel mit ihm verbunden. Der Mond steht für das weibliche Prinzip, die Intuition und den Zugang zum Unterbewusstsein.

## Das harmonische Sakralchakra

Menschen, deren Sakralchakra gut funktioniert, genießen ihr Leben mit Leidenschaft und Lebendigkeit. Das Leben hat für sie eine sehr leichte Seite, es ist wie ein Spiel, auf das sie sich mit Freude einlassen können. Dabei haben sie die Fähigkeit, ganz präsent im gegenwärtigen Augenblick zu sein. Sie nehmen ihre Sinneseindrücke bewusst wahr, ebenso wie die eigenen Gefühle, die sie in der Lage sind, auszudrücken und auszuleben, statt sie zu verdrängen oder zu verleugnen. Dabei strahlen Menschen mit harmonischem Sakralchakra regelrecht von innen, da sie eine tiefe Selbstakzeptanz und Selbstliebe kennen. Dadurch, dass sie ihre Bedürfnisse und ihr Begehren spüren und keine Angst davor haben, sie auszudrücken, erleben sie ein lustvolles und hingebungsvolles Sexualleben. Sie können sich voll und ganz einlassen, ohne Ängste oder Schamgefühle zu empfinden. Außerdem leben sie gern und mutig ihre Kreativität aus – durch Gesang, Schreiben, Malen oder andere Kunstformen. Sie sind nahbar und bekommen schnell einen Zugang zu anderen Menschen. Es fällt ihnen leicht, glückliche Beziehungen zu leben, und sie haben keine Angst davor, sich auf jemanden einzulassen. Das Svadhisthana-Chakra ermöglicht es, sich dem Leben hinzugeben und all die Dinge loszulassen, die uns davon abhalten, im Fluss mit dem Leben zu sein.

## Das blockierte Sakralchakra

Wie gesagt haben viele Menschen in unserem Kulturkreis ein blockiertes Sakralchakra. So lassen sich denn auch in der individuellen Biografie meist eine oder mehrere der folgenden Ursachen finden:

1. Jemand ist in seinem Leben durch zu intensive sinnliche, emotionale oder sexuelle Erlebnisse überwältigt worden. Dies ist beispielsweise bei Missbrauchserfahrungen in der Kindheit der Fall. Auch wenn die Eltern nicht empathisch auf ihr Kind eingehen können und dessen Grenzen schlecht spüren, kann sich dies, vor allem in der

Frühzeit des Lebens, sehr bedrohlich anfühlen und bewirken, dass das Svadhisthana-Chakra sich verschließt. Immerhin ist ein Kind in den ersten Lebensjahren vollkommen von seinen Bezugspersonen abhängig. Sie sind sein einziger Schutz vor der überfordernden und potenziell gefährlichen Außenwelt. Die Eltern sind dafür verantwortlich, dass die Bedürfnisse eines Kindes erfüllt werden – und zwar in einer Lebensphase, in der es selbst sie noch nicht richtig ausdrücken kann. Fällt es den Bezugspersonen also schwer, sich emotional auf ihr Baby einzuschwingen, werden dessen Bedürfnisse nicht richtig gehört oder verstanden. Dies kann im sich noch entwickelnden Nervensystem eines kleinen Babykörpers viel Stress und Spannungen erzeugen.

2. Wenn Eltern ihrem Kind keinen Körperkontakt schenken oder lieblos mit ihm umgehen, kann es zu einem Mangel an sinnlichen und emotionalen Erfahrungen kommen. Auch wenn es insgesamt wenig sinnliche Anregungen gibt und das Umfeld eher karg und trostlos erscheint, verkümmert Svadhisthana regelrecht.

3. Menschen, die den größten Teil des Tages online vor einem Bildschirm verbringen, entwickeln manchmal Probleme im Svadhisthana-Chakra. Es fehlt schlichtweg an Möglichkeiten, die Umgebung mit allen Sinnen wahrzunehmen und durch verschiedene Reize aktiviert zu werden.

4. Kinder, die ihre Gefühle nicht ausleben durften, beispielsweise weil die Eltern damit überfordert waren, entwickeln oft Blockaden. Sie haben bereits früh gelernt, ihre Gefühle in sich zu verschließen und ihren Gefühlsausdruck zu dämpfen. Dies macht es im späteren Leben schwerer, die eigenen Emotionen wirklich fühlen und annehmen zu können. Auch kann es problematisch sein, wenn die eigene Sexualität in der Pubertät unterdrückt oder als angstvoll erlebt wird.

## Die Folgen eines blockierten Sakralchakras sind vielfältig

Menschen, die ihre Emotionen nur schwer wahrnehmen und benennen können, fühlen sich leblos und regelrecht abgeschnitten vom Leben. Es wirkt grau und eintönig, ohne Freude und Spontaneität. Bei einer Blockade des Sakralchakras fehlt die Lust, sich auf das Leben einzulassen oder neue Dinge zu erleben. Die Tage ziehen vorbei, ohne dass sie uns im Innern bewegen. Auch das Gegenteil kann der Fall sein: Die eigenen Emotionen wirken überflutend und unkontrollierbar, reißen uns mit und führen zu emotionaler Instabilität. Triebhaftes Verhalten, starke Ängste, Eifersucht oder Aggressionen können auftreten. Um überflutende Emotionen in Schach zu halten, kann sich ein problematisches Suchtverhalten entwickeln. Alkohol zum Beispiel betäubt und dämpft, sodass heftige Gefühle zunächst etwas aushaltbarer erscheinen.

Außerdem kommt es bisweilen zu sexuellen Dysfunktionen auf körperlicher oder psychischer Ebene. Entweder fehlt die Lust auf Sex oder intime Berührungen, weil die Libido schwach ist, Sexualität Angst macht oder eine Art Pflicht ist, die dem Partner zuliebe erfüllt wird. Bei einem überaktiven Sakralchakra wiederum kann es zu Sexsucht kommen.

Auf körperlicher Ebene sind chronische Müdigkeit, Probleme mit den Geschlechtsorganen, häufige Blasenentzündungen sowie Hüft- oder Lendenschmerzen mögliche Anzeichen für ein blockiertes Sakralchakra. Bei manchen Menschen entsteht durch die Verkrampfung eine fehlende Beweglichkeit und Flexibilität in der Lendenwirbelsäule und im Lendenbereich. Dies führt beispielsweise zu Schmerzen im unteren Rücken oder zu Menstruationsbeschwerden.

Auf geistiger Ebene zeigt sich ein blockiertes Sakralchakra durch eine allgemeine Kraft- und Energielosigkeit sowie die grundsätzlich fehlende Lust am Leben, die sich bis hin zu depressiven Verstimmungen und schweren Depressionen ausweiten kann. Teilweise legen Menschen mit blockiertem Sakralchakra auch eine gewisse Engstirnigkeit an den Tag: Es fehlt die Flexibilität nicht nur im Körper, sondern auch im Denken, wodurch es schwer ist, abweichende Meinungen zuzulassen oder neue Ideen in das eigene Weltbild zu integrieren. Ist dieses Energiezentrum bereits seit der Kindheit gestört, entwickelt sich manchmal eine Persönlichkeit, die eine gewisse Kälte sich selbst und anderen gegenüber ausstrahlt. Fürsorge und menschliche Wärme sind kein Teil des Selbstkonzeptes, da diese Menschen oft als Abwehrstrategie einen harten emotionalen Panzer entwickeln mussten. Kein Wunder: Wenn einem Kind die überlebenswichtige Nähe und Zuneigung durch die Eltern verwehrt wird, ist die Welt ein bedrohlicher Ort, gegen den es sich abschirmen muss. Für kreative Prozesse und die Leichtigkeit des Seins gibt es dann wenig Platz.

### Möglichkeiten zur Stärkung des Sakralchakras

Da das Svadhisthana-Chakra eng mit Sinnlichkeit und den Sinneswahrnehmungen verbunden ist, stärkst du es, indem du deine Sinne stärkst. Kultiviere eine Praxis der Achtsamkeit im Alltag: Versuche, alles, was du tust, mit deiner ganzen Aufmerksamkeit zu tun. Verabschiede dich von Multitasking, du kannst nicht sämtliche Aufgaben auf einmal erledigen. Lerne stattdessen, dich auf deine Sinne zu fokussieren. Wenn du Musik hörst, lausche ganz bewusst. Schließe die Augen und lasse dich mit dem Herzen auf die verschiedenen Klänge ein. Beim Essen konzentriere dich auf die einzelnen Geschmacksnuancen und achte darauf, nicht nebenbei noch etwas zu lesen, anzuschauen oder zu grübeln. Setze dich in der Mittagspause in den Park und spüre die Sonne in deinem Gesicht. Rieche an Blumen und erfreue dich an ihrer Schönheit.

#### Yoga für das Svadhisthana-Chakra

Das Element von Svadhisthana ist das Wasser: Integriere Wasser bewusst in dein Leben. Seine fließenden Eigenschaften werden auf dich übergehen. Versuche, über den Tag hinweg ausreichend zu trinken, um genügend Flüssigkeit im Körper zu haben. Zusätzlich kannst du regelmäßige

Spaziergänge an Bächen oder Flüssen unternehmen, um dich mit der Kraft des Wassers zu verbinden. Gehe öfter schwimmen, nimm ein Bad oder eine ausgiebige heiße Dusche. Um die weibliche Mondenergie in dir zu stärken, gehe im Mondlicht spazieren und setze dich mit den verschiedenen Mondphasen auseinander. Spüre bewusst, welchen Einfluss der Mond auf dein Leben hat, und gib dich dieser besonderen Energie hin. Komme auch körperlich in ein Gefühl des Fließens, indem du dich ganz besonders rhythmischen, weichen Bewegungen hingibst, beispielsweise durch Tanzen oder bestimmte Yogaflows. Praktiziere dabei die tiefe Yogaatmung, die deinen Körper mit Sauerstoff und Prana versorgt. Hier ein paar Yogaübungen mit besonderer Wirkung auf Svadhisthana:

**Eka Pada Rajakapotasana – die einbeinige Taube**

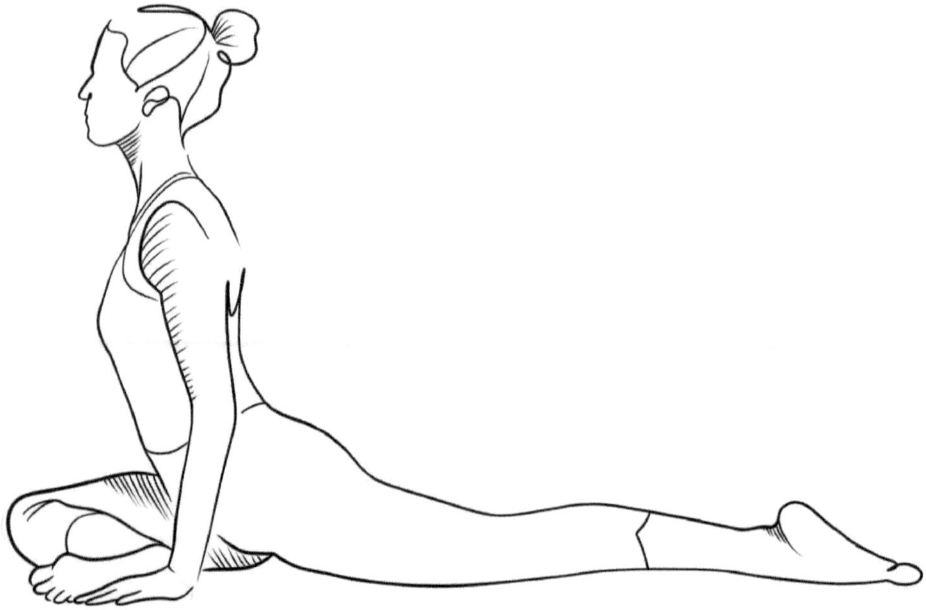

## Uttanasana – die stehende Vorbeuge

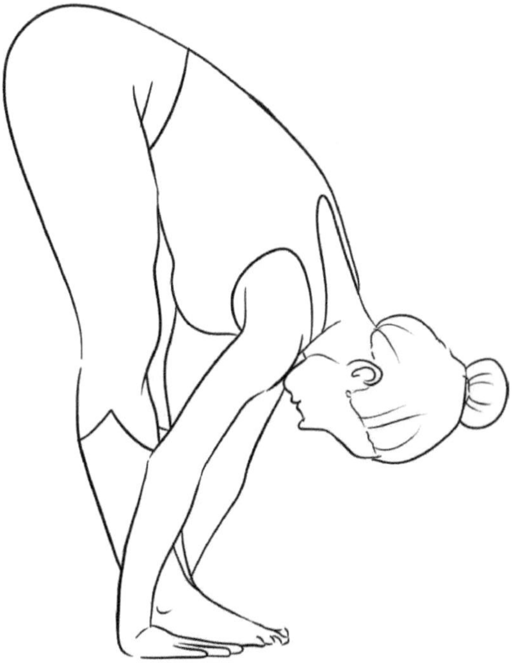

## Paschimottanasana – die sitzende Vorwärtsbeuge

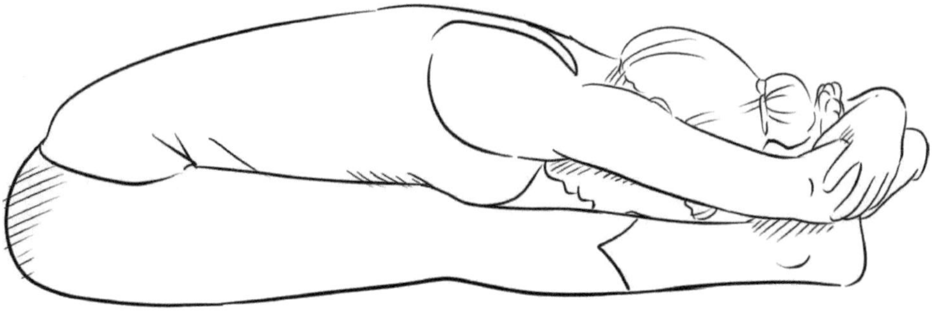

## Bhujangasana – die Kobra

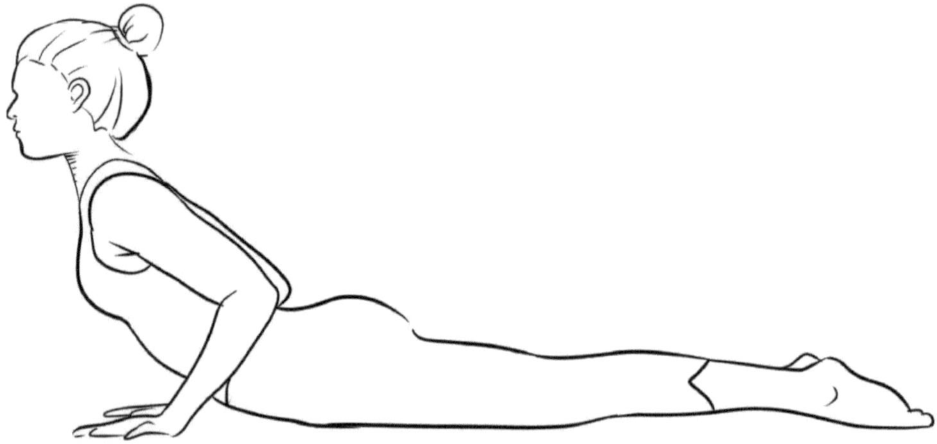

Um während der Übungen das Sakralchakra ganz besonders anzusteuern, kannst du Uddiyana Bandha setzen.

**Bandhas** sind sogenannte Energieverschlüsse, die im Yoga eingesetzt werden. Durch bestimmte Muskelkontraktionen führen sie dazu, dass das Prana in eine bestimmte Richtung gelenkt wird, wodurch die Asanas sowohl physisch als auch energetisch unterstützt werden.

Du kannst dir die Bandhas wie Schleusen vorstellen, die sich auf dem Weg der Kundalini Shakti entlang der Wirbelsäule nach oben befinden. Sie können den Energiefluss erhöhen oder stoppen, lenken oder bremsen. Uddiyana Bandha, der sogenannte Bauchverschluss, gilt dabei als stärkstes der drei Bandhas. Die anderen beiden sind Mula Bandha (der Beckenbodenverschluss) sowie Jalandhara Bandha (der Kehlverschluss). Die Kontraktion aller drei Schlüsselstellen zugleich nennt man Maha Bandha, was übersetzt so viel bedeutet wie „großes Bandha“.

Um Uddiyana Bandha zu üben, ziehst du am Ende der Ausatmung den Bauchnabel leicht nach innen und oben und hältst so lange, bis du weiteratmen musst. Dadurch wird die schräge Bauchmuskulatur aktiviert. Am einfachsten ist es, zunächst im Sitzen zu üben. Wenn der Bauchverschluss irgendwann wie selbstverständlich funktioniert, kannst du ihn zur Intensivierung in sämtlichen Asanas einsetzen.

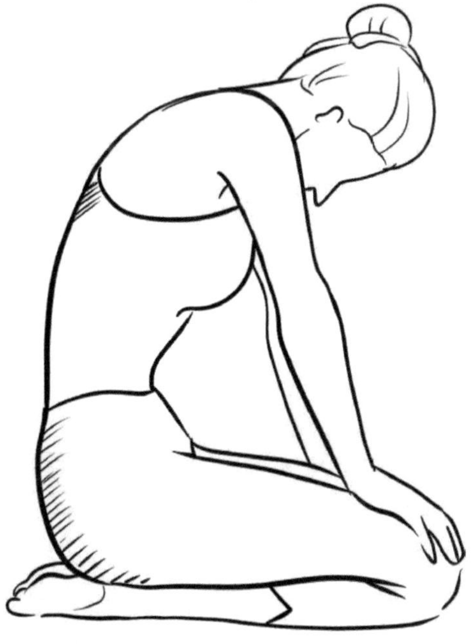

### Meditation und Mantras

Wenn du dein Sakralchakra mit Hilfe von Meditationen harmonisieren möchtest, kannst du dabei einen bewussten Fokus setzen. Orientiere dich zunächst an der Chakra-Meditation, die ich dir im Einführungskapitel erklärt habe. Stelle dir dann aber vor, wie sich mit jeder Einatmung nur das Sakralchakra mit Licht füllt, das auch die Form einer orangefarben leuchtenden Kugel annehmen kann. Mit der Ausatmung visualisierst du schließlich, dass sich das Licht in deinem gesamten Körper ausbreitet. Wenn du mit Mantras arbeitest, dann töne dabei das Bija-Mantra „VAM“ oder wiederhole es innerlich. VAM ist eine Sanskrit-Verbalwurzel, die so viel wie „fallen lassen“, „herauslassen“ oder „ausgeben“ bedeutet. Sie verdeutlicht das hingebungsvolle, das flexible und gewährende Element des Sakralchakras. Im Hinduismus ist das zweite Chakra mit zwei göttlichen Prinzipien verknüpft: Vishnu und Rakini Shakti.

Vishnu ist wie Brahma ein Teil der göttlichen Trinität. Neben dem erschaffenden und dem zerstörenden Aspekt steht er für die erhaltenden Kräfte und das Gleichgewicht zwischen Schöpfung und Tod. Er wird mit vier Händen dargestellt, in denen er ein Muschelhorn, eine Keule, ein Feuerrad und eine Lotusblüte trägt. Dabei symbolisieren Feuerrad und Keule die Zerstörung, Muschelhorn und Lotus die Schöpfung. Das Muschelhorn spielt im Hinduismus eine wichtige Rolle, da es als reiner, tugendhafter Gegenstand gilt und bei jedem Ritual genutzt wird. Gleichzeitig stehen Feuerrad und Muschelhorn für das Feinstoffliche, Lotus und Keule für die grobstoffliche Welt. Passend zum Svadhisthana-Chakra symbolisiert Vishnu Liebe, Freude und uneigennütziges Engagement für andere.

Rakini Shakti gilt als mysteriöse Göttin mit einer düsteren Seite. Sie hat den Kopf einer Eule, acht Arme und ist süchtig nach Blut und fermentiertem Alkohol. Rakini symbolisiert die wilde, ungebändigte Seite in uns. So verbildlicht sie, dass Sexualität auch etwas mit Kontrollverlust zu tun hat und das Schöpferische auch immer das Zerstörende bereits in sich trägt. Rakini hat die folgende Botschaft an dich: Wenn du dein Sakralchakra stärken möchtest, wirst du viel Mut benötigen. Den brauchst du, um zu dir selbst zu stehen und dich ohne Angst so zu zeigen, wie du bist, auch wenn sich dadurch vielleicht Menschen von dir abwenden.

Das Symbol von Svadhisthana ist der sechsblättrige Lotus, wobei die sechs Blätter Wut, Eifersucht, Grausamkeit, Hass, Stolz und Begierde symbolisieren. Diese sechs Qualitäten müssen zur Reinigung von Svadhisthana transformiert werden. Im Inneren des Lotus befinden sich drei Kreise: Geburt, Tod und Wiedergeburt, wobei das Symbol des Kreises dabei für das Zyklische im Leben steht, das durch Svadhisthana ausgedrückt wird.

### Farben, Edelsteine, Aromatherapie

Binde vermehrt Orange in dein Leben ein und trage orangefarbene Kleidung oder Schmuck. Edelsteine, die Svadhisthana stimulieren, sind zum Beispiel der orangefarbene Citrin, der orange Jaspis, der Karneol oder der Mondstein. Die Edelsteine wirken am stärksten, wenn du sie dir unterhalb des Nabels auf den Bauch legst. Doch auch als Schmucksteine am Körper getragen können sie ihre Wirkung entfalten. Zusätzlich kannst du durch eine Salzlampe oder LED-Leuchten für orangefarbenes Licht in deiner Wohnung sorgen.

In der Aromatherapie gibt es verschiedene Kräuter und Gewürze, die Svadhisthana positiv beeinflussen. Rosmarin hilft dabei, die Lebensfreude zu steigern. Verwende es als Gewürz, gib das ätherische Öl in einen Diffusor oder stelle ein kleines Bündel neben deinen Schreibtisch, um dich bei der Arbeit mit dem Geruch zu umgeben. Anis verschafft dir innere Ruhe und Ausgeglichenheit auf emotionaler und körperlicher Ebene. Vanille steht für Herzenswärme anderen und sich selbst gegenüber. Der belebende Duft der Orange erzeugt Lebendigkeit und Vergnügtheit. Myrrhe stimuliert die Libido. Ylang-Ylang regt die Produktion von Glückshormonen an und hat eine stimmungsaufhellende und anregende Wirkung.

### Ernährung und Rezeptteil

Auch bei der Ernährung spielt die Farbe Orange eine Rolle. Iss Orangen, Mandarinen oder Aprikosen, auch Süßkartoffeln, Karotten und Kürbisse eignen sich. Kürbiskerne sind ein toller Snack für zwischendurch – sie stärken nicht nur das Sakralchakra, sondern enthalten viel Magnesium und andere wertvolle Inhaltsstoffe wie Zink, Selen und Kalium. Weiterhin sind entwässernde Gemüse und Salate wie Kresse, Spinat, Gurken, Brennnesseln und andere Wildkräuter heilsam für dieses Energiezentrum, da sie außerdem die Entgiftung anregen und durch die Befreiung von Altlasten mehr Leichtigkeit ermöglichen. Ähnliches gilt auch für entschlackende Getränke wie reines Wasser oder Tees aus Himbeerblättern, Brombeeren oder Löwenzahn. Außerdem gilt die Kokosnuss als stark aktivierend für Svadhisthana. Versuche also, sämtliche Lebensmittel, die Kokos enthalten, in deinen Speiseplan zu integrieren. Im Folgenden habe ich noch ein Rezept für eine leckere und schnelle Kürbissuppe für dich, die besonders viele Lebensmittel und Gewürze enthält, die auf das zweite Chakra einen positiven Einfluss haben:

**Rezept: Wärmende Linsen-Kokos-Suppe**

**Zutaten für einen großen Topf Suppe**

2 Esslöffel Kokosöl zum Anbraten

2 rote Zwiebeln

4 Knoblauchzehen

1 Kürbis (Butternut oder Hokkaido)

1 Liter Gemüsebrühe

1 Tasse gelbe oder rote Linsen

Kreuzkümmel, Cayennepfeffer, Chili, Ingwer, Senfkörner

Salz und Pfeffer

**Zubereitung**

1. Befreie die Zwiebeln, den Knoblauch und den Kürbis von der Schale und schneide alles in kleine Würfel. Falls du einen Hokkaido-Kürbis benutzt, kannst du die Schale mitverwenden.
2. Erhitze das Kokosöl in einem großen Topf und füge die Zwiebelwürfel hinzu. Wenn die Zwiebeln glasig sind, rührst du den Knoblauch unter und lässt das Ganze weitere zwei Minuten braten.
3. Kürbis, Linsen, Gemüsebrühe und Gewürze kommen hinzu. Schmecke bei der Dosierung selbst ab, wie viel von dem jeweiligen Gewürz du am liebsten magst. Ich benutze in der Regel jeweils etwa einen halben Teelöffel Kreuzkümmel, Cayennepfeffer, Chili, Senf und Ingwerpulver. Anstelle von Pulver kannst du natürlich auch frischen Ingwer nutzen, den du vorher kleinhackst und dann zusammen mit dem Knoblauch anbrätst.

4. Koche die Zutaten zusammen einmal kurz auf und lasse sie dann abgedeckt etwa zwanzig Minuten köcheln.
5. Püriere alles und schmecke es mit Salz und Pfeffer ab. Wenn du möchtest, kannst du zusätzlich beim Servieren noch einige Kürbiskerne über die Suppe streuen.

### Innere Prozesse

Ein offenes Sakralchakra zu besitzen bedeutet, die eigenen Emotionen wirklich wahrzunehmen und auszudrücken – durch Mimik, Gestik, Kreativität oder mit Hilfe des Körpers über Bewegungen und Sexualität. Es bedeutet, herzhaft zu lachen und bitterlich zu weinen. Es heißt, jede Emotion willkommen zu heißen, die sich dir zeigt, ohne etwas zu unterdrücken oder zu verleugnen. Ein starkes Svadhisthana-Chakra zu haben bedeutet, wild und unbefangen zu sein – und all jene Hindernisse aus dem Weg zu räumen, die dich davon abhalten. Auf diesem Weg gilt es, Hemmungen abzulegen und mehr und mehr zu deiner eigenen Lebendigkeit zu finden. Dabei ist es hilfreich, sich Zeit zu nehmen, um die eigenen Emotionen wirklich zu spüren – zum Beispiel in der Meditation oder durch Journaling-Techniken. Suche dir zusätzlich ein kreatives Hobby, mit dem du dich ausleben und ausdrücken kannst. Mache öfter etwas spontan und ohne einen bestimmten Zweck – einfach so, weil es dir gefällt. Gehe neugierig durch die Welt und lerne, dich an den Schönheiten des Alltags zu erfreuen.

## Zusammenfassung

| Name | Svadhisthana-Chakra, Sakralchakra, Sexualchakra, 2. Chakra |
|---|---|
| Lage | eine Handbreit unter dem Bauchnabel |
| Entwicklungsalter | 7. bis 14. Lebensjahr |
| Lebensthemen | Lebenslust, Sexualität, Kreativität, Spontaneität |
| Körpersinn | Geschmackssinn |
| körperliche Symptome bei Ungleichgewicht | chronische Müdigkeit, Probleme mit den Geschlechtsorganen, häufige Blasenentzündungen, Hüft- oder Lendenschmerzen, fehlende Beweglichkeit und Flexibilität in der Lendenwirbelsäule und im Lendenbereich, Schmerzen im unteren Rücken, Menstruationsbeschwerden |
| psychische Symptome bei Ungleichgewicht | fehlende Lebendigkeit, Abgeschnittenheit vom Leben, fehlende Libido, emotionale Instabilität, triebhaftes Verhalten, Depressionen, Sturheit |
| Farbe | Orange |
| Element | Wasser |
| Asanas | Eka Pada Rajakapotasana, Uttanasana, Paschimottanasana, Bhujangasana |
| Pranayama | vollständige Yogaatmung |
| Bija-Mantra | VAM |
| Gottheit | Vishnu und Rakini Shakti |
| Edelsteine | Citrin, Jaspis, Karneol, Mondstein |
| Aromatherapie und Räuchern | Rosmarin, Anis, Vanille, Orange, Myrrhe, Ylang-Ylang |
| Ernährung | orangefarbene Lebensmittel (Orangen, Mandarinen, Aprikosen, Süßkartoffeln, Karotten, Kürbisse), Kürbiskerne, entwässernde Gemüse und Salate (Kresse, Spinat, Gurken, Brennnesseln), entschlackende Getränke (reines Wasser oder Tees aus Himbeerblättern, Brombeeren oder Löwenzahn), Kokosnuss |

## Das Manipura-Chakra: Das Nabelchakra

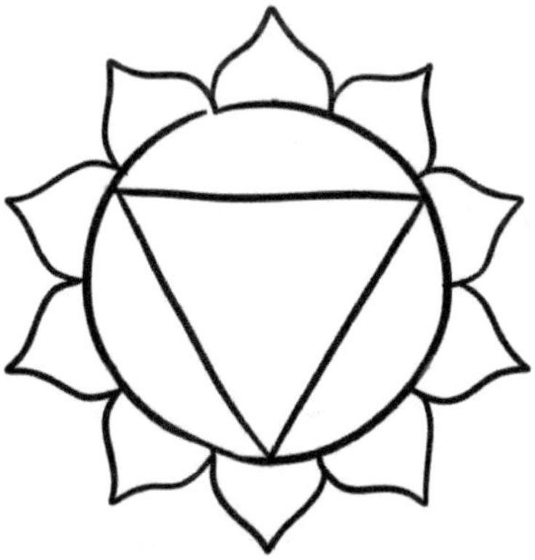

Das Manipura-Chakra ist das dritte der sieben Hauptchakren. Der Begriff setzt sich aus den Worten „Mani" – „der Juwel" – und „Pura" – „der Ort" – zusammen. Das Manipura-Chakra ist der Ort, an dem die schlummernden Talente (Juwelen) eines Menschen gespeichert sind. Man bezeichnet es auch als Nabelchakra oder als Sonnengeflecht. Es befindet sich in der Mitte der Lendenwirbelsäule, um den Bauchnabel herum und strahlt von dort in den gesamten Bauchbereich aus. Das Manipura-Chakra ist eng mit der Sonnenenergie verknüpft und wird somit von Pingala Nadi beeinflusst. So wirkt es sich besonders auf das Durchsetzungsvermögen, die Willenskraft sowie auf Mut und Selbstvertrauen aus. Die Sonnenenergie ist außerdem im Ayurveda gleichzusetzen mit dem Element Feuer, auch Agni genannt. So entspricht das Manipura-Chakra dem Pitta Dosha. Agni bezeichnet außerdem das Verdauungsfeuer, das Nahrungsmittel verbrennt und in Energie umwandelt. Das Nabelchakra steht daher auf körperlicher Ebene mit der Verdauung in Verbindung. Da der Verdauungstrakt eng mit der Psyche verbunden ist, wirkt sich das Manipura-Chakra auch stark auf unser psychisches Wohlbefinden und die innere Stabilität aus. So schlagen Stress und emotionale Belastungen vielen Menschen zunächst auf den Magen. Umgekehrt kann sich ein angeschlagener Verdauungstrakt auch negativ auf die Psyche auswirken.

Die Farbe von Manipura ist, ähnlich wie das Feuer, Orange-Rot oder Gelb. Der Sinn, der diesem Chakra zugeordnet ist, ist der Sehsinn. Mit Hilfe dieses Sinnes können wir hauptsächlich die äußere Hülle der Dinge wahrnehmen und durchdringen. Er verhilft uns zu Klarheit im Leben und Erleben.

Zusammen mit dem Svadhisthana-Chakra bildet das Manipura-Chakra die Grundlage der Energiehülle, der Pranamaya Kosha. Während das Muladhara-Chakra also vor allem mit dem physischen Körper und der Nahrungshülle (Annamaya Kosha) verknüpft ist, wirken die beiden darüberliegenden Chakren besonders stark auf das Prana und die Lebensenergien, die den Körper durchströmen.

## Das harmonische Nabelchakra

Menschen, deren Manipura-Chakra sehr aktiv ist, haben oft eine Ausstrahlung, die in ihren Bann zieht. Sie sind charismatisch und vermögen es, andere mitzureißen und für ihre Ziele zu begeistern. Wenn sie sich einer Sache verschrieben haben, dann bleiben sie am Ball und setzen sich so lange unermüdlich ein, bis sie am Ziel angekommen sind. In ihnen brennt ein inneres Feuer, das ihnen die Leidenschaft schenkt, sich für die Dinge einzusetzen, die ihnen am Herzen liegen. Außerdem haben sie oft ein gutes „Bauchgefühl", also eine starke Intuition, auf die sie vertrauen können. Zum anderen hilft ein aktives Nabelchakra dabei, ein gutes Gespür für die eigenen Impulse zu entwickeln. Damit einher geht die Durchsetzungsfähigkeit, diese anschließend auch in die Tat umzusetzen. Ist Manipura gestärkt, können widrige Umstände uns wenig anhaben. Wir finden dann in uns selbst die Stärke, um mit allem umzugehen, was das Leben für uns bereithält. Und manchmal lassen sich die transformierenden Eigenschaften von Manipura sogar dazu nutzen, um es innerlich zu etwas Positivem zu verwerten. Ist Manipura stark, ist außerdem der Sehsinn geschärft: Deine Augen werden sich öffnen, sodass du die Welt nicht durch die Brille eines schwachen Selbstwertgefühls oder einer eigenen Agenda betrachten musst, sondern immer klar sehen kannst, wie die Dinge wirklich sind.

## Das blockierte Nabelchakra

Wenn dein Manipura-Chakra blockiert ist, bleibt die Lebensenergie sozusagen im Innern aufgestaut. Du fühlst dich kraftlos und erschöpft und gleichzeitig aber so, als würde etwas in dir feststecken, was dich von innen antreibt. Du kannst dich schwer für Dinge begeistern und es fehlt schlichtweg die Leidenschaft, um Ziele durchzusetzen. Das Manipura-Chakra ist auch im übertragenen Sinne dem Sehsinn zugeordnet: So bedeutet eine Blockade in diesem Energiezentrum, schnell die eigenen Ziele aus dem Blick zu verlieren. Du weißt nicht mehr, was du möchtest, wer du bist und wofür du deine Zeit einsetzen sollst. Es ist dann schwer, klare Wünsche, Ziele und Ideen zu formulieren und dir bewusst zu werden, was eigentlich relevant ist. Oder aber du hast insgesamt ein geringes Selbstwertgefühl und fühlst dich ständig in einer Art Opferrolle, durch die du den äußeren Umständen scheinbar hilflos ausgeliefert bist. Du findest in dir selbst schlichtweg nicht die nötige Stärke, um den Kräften im Außen, die an dir zerren und dich in die eine oder andere Richtung treiben wollen, etwas entgegenzusetzen. So wirst du zum Spielball für andere Menschen und äußere Umstände, der vom Leben hin- und hergeworfen wird.

Doch Manipura kann nicht nur unter-, sondern auch überaktiv sein. In diesem Fall hast du das Gefühl, auf einem Pulverfass zu leben. Du kannst die eigene Wut nur schwer unter Kontrolle halten, neigst zu Jähzorn und Aggressionen.

Auf körperlicher Ebene treten im Zusammenhang mit dem Nabelchakra oft Verdauungsbeschwerden oder Nahrungsmittelunverträglichkeiten auf. Manchmal haben diese Symptome keine körperliche Ursache und entstehen scheinbar ohne Grund. Du kannst dir das Manipura-Chakra wie ein inneres Feuer vorstellen. Ist es stark und frei, dann kann es immer wieder auflodern, wenn wir neue Scheite nachlegen. Ist es jedoch fast heruntergebrannt und nur noch die Glut vorhanden, so fällt es schwer, das Feuer neu zu entfachen. Auf diese Weise werden auch Nahrungsmittel, die wir aufnehmen, nur unter großer Anstrengung verdaut und verwertet.

So fehlt irgendwann Prana – Lebensenergie kann nur noch schwer erzeugt werden. Außerdem treten verschiedene Wechselwirkungen auf. Auf der einen Seite kann Nahrung schwer verwertet werden, wenn Manipura geschwächt ist. Auf der anderen Seite wird Manipura auch geschwächt, wenn du dich schlecht ernährst oder auf eine Weise, die deiner Konstitution widerspricht. Die Ayurveda-Ernährung nach den drei Doshas ist so konzipiert, dass sie Agni, das Verdauungsfeuer, stets am Brennen hält und somit alles, was wir dem Körper zuführen, optimal verstoffwechselt werden kann. Ein starkes Manipura-Chakra hilft uns, selbst dann noch voller Energie zu sein, wenn wir einmal zu wenig geschlafen oder gegessen haben.

### Möglichkeiten zur Stärkung des Nabelchakras

Wenn du den Eindruck hast, dass dein Manipura-Chakra blockiert sein könnte, dann verbinde dich mit der Sonne und mit allem, was mit Feuer, Wärme und Energie zu tun hat. Eine wirksame Atemübung, die das Manipura-Chakra stärkt, ist Kapalabhati, der „Feueratem". Es handelt sich um ein fortgeschrittenes Pranayama, das reinigend und aktivierend auf den gesamten Organismus wirkt. Die Übung besteht aus zwei Phasen: einer Phase, in der sehr schnell und kraftvoll geatmet wird, sowie einer Phase, in der anschließend der Atem angehalten wird. Durch das schnelle Atmen erhöht sich der Sauerstoffgehalt im Blut, was bestimmte Stoffwechselvorgänge anregt. In der Phase des Anhaltens hingegen steigt der Gehalt an Kohlenstoff, was sich wiederum auf andere Vorgänge auswirkt. Indem du mit der Zeit lernst, den Atem immer länger anzuhalten, gibst du deinem Körper außerdem einen Trainingsanreiz, der dazu führt, dass die Lungenkapazität steigt. Im Folgenden möchte ich dir die genaue Ausführung von Kapalabhati erklären:

### Übung: Kapalabhati – die Schnellatmung

Komme zunächst in einen bequemen und aufrechten Sitz auf dem Boden, auf einem Stuhl oder einem Meditationskissen. Um zu verstehen, wie die Atmung funktioniert, kannst du zunächst eine Hand vor deine Nase halten und leicht schnaubend durch die Nase ausatmen. Dabei spürst du den Lufthauch an deiner Handfläche. Du wirst merken, wie sich dabei deine Bauchdecke nach innen zieht und dein Zwerchfell aktiviert wird. Dies wiederholst du einige Male schnell hintereinander. Dabei wird die Ausatmung stets forciert, die Einatmung geschieht wie von selbst und ganz automatisch. Manchen Menschen hilft es auch, eine Hand auf den Bauch zu legen und die Bewegungen des Zwerchfells und der Bauchdecke zu fühlen. Wenn du dies einige Male gemacht hast und auf diese Weise kraftvoll aus- und entspannt einatmen kannst, ohne dass dein Körper sich dabei verkrampft, bist du bereit für die Übung.

Atme zunächst noch einmal entspannt ein. Dann atmest du fein schnaubend schnell aus und ein. Auf diese Weise machst du etwa 20 bis 30 Atemstöße. Wenn du geübter bist, kannst du dich auch auf 50 oder 60 steigern. Anschließend atmest du vollständig aus, hältst dann deinen Atem an und wartest so lange, bis dein Körper dir signalisiert, dass es Zeit ist, weiterzuatmen. Spürst du diesen Atemimpuls, lässt du deinen Atem einströmen und hältst ihn anschließend für etwa 30 Sekunden an. Auch hier gilt: Wenn du geübter bist, halte deinen Atem gerne länger an. In der Haltephase konzentrierst du dich schließlich auf dein Manipura-Chakra, dein Sonnengeflecht. Durch die Schnellatmung hast du viel Energie erzeugt. Vielleicht spürst du Wärme im Bauch oder ein leichtes Kribbeln. Wenn du möchtest, kannst du dir auch ein orange-rotes Licht vorstellen, das um deinen Bauchnabel herum strahlt.

Diesen Ablauf wiederholst du nun noch zwei weitere Male. In der zweiten und dritten Atemphase kannst du dich auf 50, 60, 70, 80 oder gar 90 Atemstöße steigern. Achtung: Falls du noch nicht so geübt bist, kann es passieren, dass dir bei der Übung schwindelig wird, weil dein Körper nicht gewöhnt ist, so viel Sauerstoff mit einem Mal aufzunehmen. Falls das passiert, kannst du kurz eine Pause einlegen, bevor du mit etwas weniger Intensität weiteratmest. Das Gleiche gilt für die Haltephasen: Während du in der ersten nur 30 Sekunden gehalten hast, kannst du dich hier auf 45, 60 oder 90 Sekunden steigern. In jeder Haltephase visualisierst du, wie sich die Energie von deinem Nabelchakra aus im gesamten Körper ausbreitet – in den Rumpf, den Brustkorb, den Rücken, das Becken, die Arme und Beine, zuletzt auch in den Kopf, der nun von innen heraus zu strahlen beginnt. „Kapalabhati" bedeutet so viel wie „scheinender Schädel". Dein Kopf fühlt sich durch die Übung wunderbar leicht und frei an, das Denken wird klarer und du kannst dich anschließend besser konzentrieren.

Achtung: Durch Kapalabhati kann sich auch auf emotionaler Ebene viel bewegen. So ist es bei manchen Übenden so, dass sie plötzlich von starken Emotionen überrascht werden, die sie lange Zeit verdrängt hatten. Sei in diesem Fall nachsichtig mit dir, mache eine Pause und übe am nächsten Tag weiter. Aufpassen sollte man auch bei Erkältungskrankheiten oder Lungenproblemen sowie Entzündungen im Bauchraum oder während einer Schwangerschaft. Schwangere können theoretisch zwar sanft den Feueratem üben, sollten jedoch keinesfalls den Atem anhalten, da es dadurch passieren kann, dass das Gehirn des ungeborenen Kindes kurzweilig mit zu wenig Sauerstoff versorgt wird. Sprich im Zweifelsfall mit deinem behandelnden Arzt oder deiner Ärztin, um in Erfahrung zu bringen, ob und wie intensiv du die Übung praktizieren solltest.

### Mantras

Das Manipura-Chakra ist das Energiezentrum, in dem die Worte entstehen. Bevor ein Wort ausgesprochen wird, entsteht die Schwingung dort, weshalb es auch besonders gut durch Mantras beeinflussbar ist. Du kannst das Bija-Mantra RAM nutzen, um dein Nabelchakra zu harmonisieren. RAM ist das Mantra des Gottes Rama, der wiederum eine Inkarnation von Vishnu ist. Zusätzlich werden dem Manipura-Chakra der Gott Rudra Shiva und die Göttin Lakini zugeordnet. Rudra ist ein aufbrausender Gott, der auf einem Bullen reitet und mit zornesgeröteter Haut und drei Augen dargestellt wird. Er steht für die explosive Kraft in uns und ist eng verbunden mit dem Feuergott Agni. Rudra zerstört Menschen und Tiere, aber auch Krankheiten, Dämonen und alles Schlechte auf der Welt. So sind seine Kräfte gleichermaßen zerstörerisch wie heilsam, denn manchmal kann nur durch die Zerstörung Neues entstehen.

Auch die Göttin Lakini birgt eine Menge Zerstörungspotenzial in sich. Sie wird als schwarze oder rote Figur dargestellt, die drei Gesichter mit jeweils drei Augen besitzt. Außerdem hat sie insgesamt vier Arme. Eine Hand trägt einen Speer oder Donnerkeil. Die anderen drei Hände sind frei, weil Lakini mit ihnen Geschenke macht. Ein Geschenk, das sie gern übergibt, ist Mut. So hat auch diese Gottheit eine stärkende und eine zerstörerische Seite an sich.

### Homa

Im Hinduismus gibt es eine spezielle Feuerzeremonie, die „Homa" genannt wird und einen großen Einfluss auf das Nabelchakra haben kann, nicht zuletzt, da das Feuerelement hier eine wichtige Rolle spielt. Reiskörner oder andere Dinge werden den Flammen übergeben und dabei Mantras rezitiert. Homa ist also ein Opferritual, bei dem etwas ins Feuer hineingegeben wird und gleichzeitig etwas zurückkommt. Das Ritual hat damit eine zutiefst symbolische Bedeutung: Wenn du etwas mit Feuer, also mit Kraft, mit Durchsetzungsfähigkeit, mit Enthusiasmus und aus der männlichen Sonnenenergie heraus tust, dann bekommst du auch etwas zurück, nämlich den Erfolg des Vorhabens, dem du dich verschrieben hast. Das Feuer findet sich im Übrigen auch im Symbol von Manipura wieder, das oft in einer gelben, leuchtenden Farbe und als Lotus mit zehn Blütenblättern dargestellt wird, die für die zehn Arten von Pranas stehen.

### Innere Prozesse

Auf geistiger Ebene stärkst du Manipura, indem du dich mit deinem Bauchgefühl und deiner Intuition verbindest. Lerne, auf deine innere Weisheit zu hören und die eigene Stimme wahrzunehmen. Eine gute Übung bei Schwierigkeiten in der Entscheidungsfindung ist es, die Augen zu schließen und eine Hand auf dein Nabelchakra zu legen. Nun stellst du dir beide Möglichkeiten der Entscheidung vor und achtest darauf, wie sich die Alternativen in deinem Manipura-Chakra anfühlen. Vielleicht wird es regelrecht pulsieren, du hast Schmetterlinge im Bauch.

Oder aber es fühlt sich eher dumpf und schwer an? Vielleicht beginnt dein Bauch zu kribbeln und dein Atem kann frei und leicht fließen? Lerne, auf diese Weise Entscheidungen nicht nur aus dem Kopf heraus und mit Hilfe deines rationalen Geistes zu treffen, sondern auch auf das Gefühl zu achten, das mit bestimmten Entscheidungen einhergeht.

### Yoga für das Manipura-Chakra

Auch die „yogische Hausapotheke" hält natürlich verschiedene Rezepte bereit, die dir dabei helfen, dein Manipura-Chakra zu harmonisieren. Eines hast du bereits im Kapitel über das Svadhisthana-Chakra gelernt, nämlich Uddiyana Bandha, den Bauchverschluss. Der beeinflusst ebenso das Manipura-Chakra. Darüber hinaus stimulieren sämtliche Asanas, die Wärme und Kraft im Bereich des Solarplexus aufbauen, das dritte Chakra. Das sind beispielsweise die folgenden:

### Navasana (das Boot)

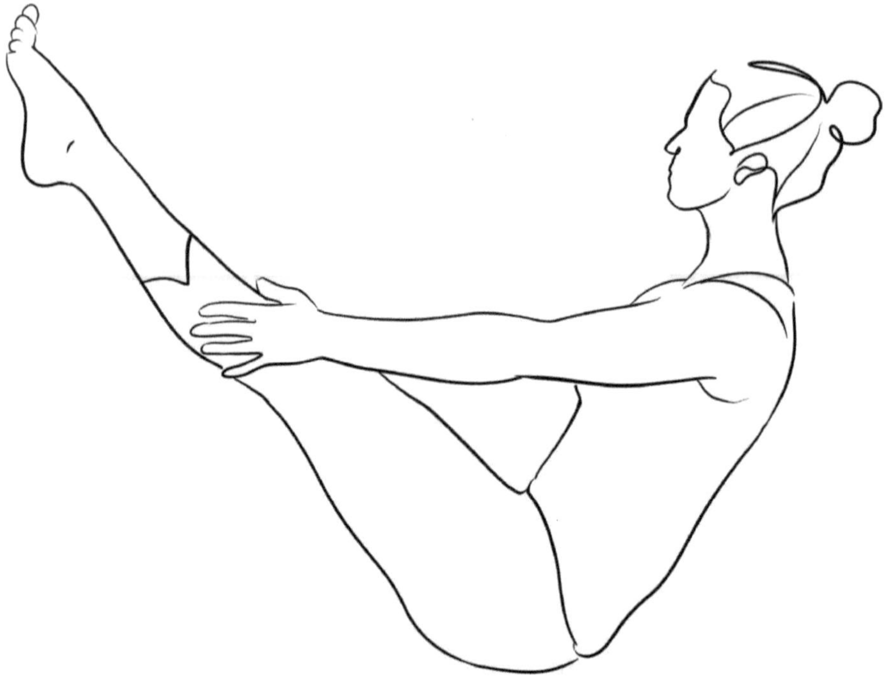

## Ardha Matsyendrasana (der Drehsitz)

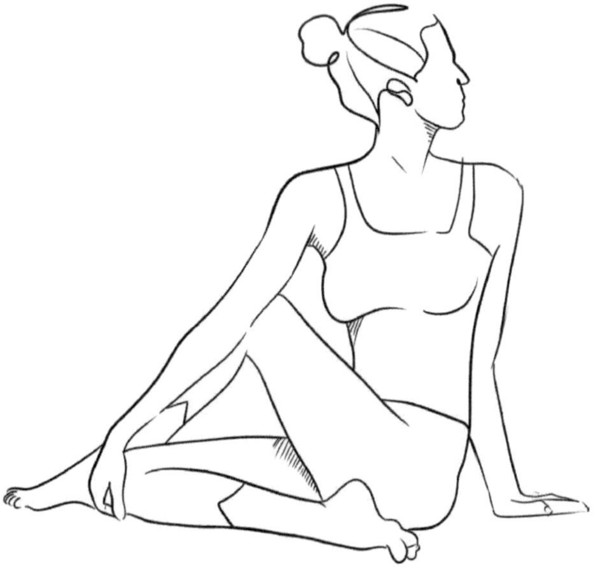

## Parivritta Trikonasana (gedrehtes Dreieck)

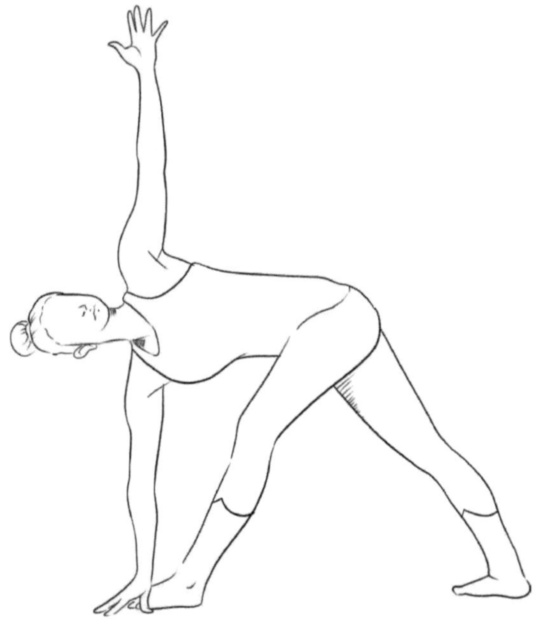

## Ernährung und Rezeptteil

Ausgleichend auf das dritte Chakra wirken insbesondere gelbe Lebensmittel: gelbe Paprika, Bananen, gelbe Linsen, Maiskörner oder Polenta (Maisgrieß). Möchtest du Manipura stärken, solltest du Lebensmittel zu dir nehmen, die langsam im Körper verstoffwechselt werden – komplexe Kohlenhydrate aus Vollkornprodukten beispielsweise. Im Gegensatz zu einfachen Kohlenhydraten, wie sie in Weißmehlprodukten oder Industriezucker enthalten sind, versorgen jene dich nämlich über einen längeren Zeitraum hinweg mit Energie. Dabei führen sie weniger zu Blutdruckschwankungen und damit einhergehenden Heißhungerattacken. Außerdem tun Nahrungsmittel dem dritten Chakra gut, die auch die Verdauungsorgane stärken. Das sind insbesondere fermentierte Lebensmittel wie Kefir, Kombucha, Sauerteigbrot, Sauerkraut oder Kimchi. Auch Leinsamen und Flohsamenschalen sowie Kümmel, Kurkuma, Ingwer und Fenchel stärken den Verdauungstrakt. Grapefruit, schwarzer Pfeffer, Ingwer, Wacholder und Pfefferminz eignen sich durch ihren belebenden und aufweckenden Duft als ätherische Öle wunderbar für die Aromatherapie. Auch in diesem Kapitel gibt es ein leckeres Rezept, das du direkt zu Hause nachkochen kannst. Diesmal handelt es sich um einen Frühstücksbrei, der dich den gesamten Vormittag über mit Energie versorgen wird.

## Rezept: Warmes Bananen-Porridge

### Zutaten für eine Portion

3 bis 4 Esslöffel feine Hafer- oder Dinkelflocken

1 Esslöffel Leinsamen

¼ Teelöffel Kurkuma

½ Teelöffel Zimt

1 Teelöffel Kokosöl

300 Milliliter Mandelmilch

1 Esslöffel Honig oder Agavendicksaft (als vegane Alternative)

1 Banane

½ Birne

### Zubereitung

1. Vermenge alles bis auf das Obst in einem Topf miteinander und erhitze es leicht auf dem Herd, bis es anfängt zu köcheln.
2. Lasse die Haferflocken noch fünf bis zehn Minuten quellen und richte das Ganze mit dem klein geschnittenen Obst in einer Schale an.
3. Du kannst noch Nüsse, rohen Kakao und/oder Kokosflocken über dein Porridge geben.

## Zusammenfassung

| Name | Manipura-Chakra, Nabelchakra, 3. Chakra |
|---|---|
| Lage | in der Mitte der Lendenwirbelsäule, um den Bauchnabel herum |
| Entwicklungsalter | 14. bis 21. Lebensjahr |
| Lebensthemen | Energie, Klarheit, Durchsetzungsvermögen |
| Körpersinn | Sehsinn |
| körperliche Symptome bei Ungleichgewicht | Probleme mit der Verdauung oder der Bauchspeicheldrüse, Schwäche und Erschöpfung, Nahrungsmittelunverträglichkeiten |
| psychische Symptome bei Ungleichgewicht | Leidenschaftslosigkeit, innerer Druck, Aggressionen, fehlende Klarsicht, Orientierungslosigkeit |
| Farbe | Gelb |
| Element | Feuer |
| Asanas | Navasana, Ardha Matsyendrasana, Parivritta |
| Pranayama | Kapalabhati |
| Bija-Mantra | RAM |
| Gottheit | Rama, Rudra-Shiva, Lakini |
| Edelsteine | gelber Bernstein, Calcit, Tigerauge, Topas, gelber Turmalin |
| Aromatherapie und Räuchern | Öl aus Grapefruit, schwarzem Pfeffer, Ingwer, Wacholder, Pfefferminz |
| Ernährung | gelbe Lebensmittel (gelbe Paprika, Bananen, gelbe Linsen, Maiskörner), komplexe Kohlenhydrate (Vollkornprodukte), verdauungsstärkende Lebensmittel (Kefir, Kombucha, Sauerteigbrot, Sauerkraut, Kimchi, Leinsamen, Flohsamenschalen, Kümmel, Kurkuma, Ingwer und Fenchel) |

## Das Anahata-Chakra: Das Herzchakra

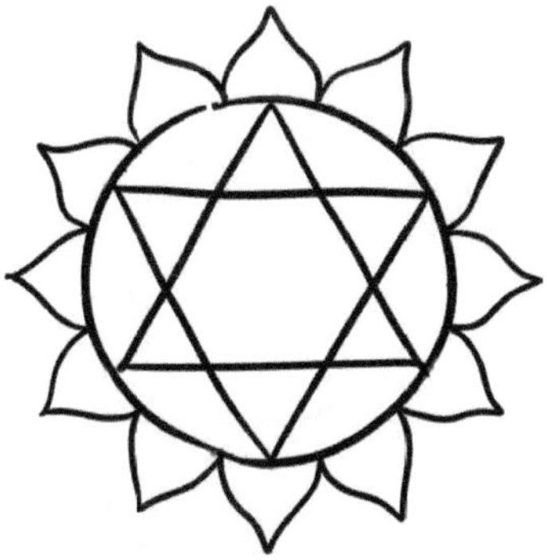

Das Herzchakra bildet die Mitte unseres Energiesystems. Die drei unteren (Muladhara, Svadhisthana, Manipura) und die drei oberen (Vishuddha, Ajna, Sahasrara) werden durch das Herzchakra miteinander verbunden. So ist Verbundenheit auch das zentrale Thema des vierten Chakras: Es steht für Liebe, Mitgefühl und eine gute Beziehung zu sich selbst und zu anderen. Der Name des Chakras besteht aus den Wortbestandteilen „an" („nicht") und „ahata" („angeschlagen"). Anahata ist ein Klang, der nicht angeschlagen und somit nicht hörbar ist – der Klang des Herzens. Auch lautmalerisch erinnert das Wort, wenn du es aussprichst, an den Herzschlag. Jeder Klang hat einen ganz basalen physischen Ursprung in dem Gegenstand, auf dem er erzeugt worden ist, sei es eine Trommel, eine Glocke oder ein anderes Instrument. Genauso hat er eine feinstoffliche Qualität, die in unsichtbaren Schallwellen besteht, die in unser Ohr dringen. Anahata gilt als Sitz sowohl der individuellen Seele als auch der kosmischen Weltenseele, die allen Lebewesen innewohnt und sie miteinander verbindet. So stellt es den Berührungspunkt zwischen dem individuellen Selbst und dem unendlichen Kosmischen dar. Es symbolisiert das, was wir im Grunde unseres Herzens immer wieder verstehen dürfen: dass wir mit allen Wesen verbunden sind. Kinder leben diese Verbundenheit oft noch ganz intuitiv. Im Laufe des Lebens kann es aber passieren, dass dieses Grundverständnis für die

Verbindung vergessen, verloren oder abgespalten wird. Darum gehen Meditationen mit Fokus auf das Herzchakra oft mit einem Gefühl der wiedergewonnenen Verbundenheit mit allem und gleichzeitig einem Erfahren der unendlichen Weite des Kosmos einher. Das Anahata-Chakra stellt außerdem die Basis für die oberen, ätherischen Chakren dar. Erst wenn das Herz offen ist, bekommen wir einen Zugang zu unserer höheren Intuition und der Verbindung zum Göttlichen. Es ermöglicht uns, Liebe zu empfangen und Liebe zu geben. Diese Liebe ist an keine Bedingungen geknüpft. Sie bezieht sich auf das reine Sein und erlaubt es uns und anderen, so zu sein, wie wir sind, ohne etwas zu fordern, zu bewerten oder verändern zu wollen. So geht es beim Herzchakra immer um die Balance aus Geben und Nehmen, Einatmen und Ausatmen, Bekommen und Loslassen.

Eine andere Bedeutung des Wortes „anahata“ ist „unverletzt“ oder „unbeschädigt“. So darf unser Herz uns immer wieder daran erinnern, dass wir einen Ort in uns haben, der, egal welche Erfahrungen wir machen mussten, nie verletzt wurde und auch nie verletzt werden kann. An diesem Ort können wir immer wieder Liebe und Verbundenheit spüren, egal wie weit das innere Feuer heruntergebrannt sein mag.

## Das harmonische Herzchakra

Ist unser Herzchakra stark und ausgeglichen, haben wir die Fähigkeit, uns selbst und andere(n) auf einer tiefen Ebene zu lieben und zu vergeben. Wir können geben, ohne eine Gegenleistung zu erwarten, und etwas annehmen, ohne uns schuldig zu fühlen. Mit einem offenen Herzchakra gehen wir durch die Welt in einem Gefühl innerer Fülle und Verbundenheit, mit Mitgefühl und Freude.

Auf der körperlichen Ebene zeigt sich ein ausgeglichenes Anahata-Chakra durch ein starkes Immunsystem und eine balancierte innere Energie.

Bei der Meditation auf das Herzchakra wird manchmal von sogenannten „Anahata-Klängen“ berichtet, die aus dem eigenen Inneren kommen und zu einem Gefühl tiefer Freude und Entspannung führen. Sie sind mit nichts Bekanntem vergleichbar und lassen sich nur schwer beschreiben. Man muss sie einmal selbst erlebt haben, um sie sich vorstellen zu können.

### Das blockierte Herzchakra

Ist das Herzchakra blockiert, fällt es uns schwer, offen und unvoreingenommen in Kontakt zu kommen. Es könnte dann passieren, dass wir Angst davor haben, uns auf jemanden einzulassen. Oder – falls wir uns bereits eingelassen haben – fürchten wir uns davor, verlassen zu werden. Auch Gefühlskälte und Empathielosigkeit können mögliche Folgen sein. Menschen mit blockiertem Herzchakra neigen dazu, sich zurückzuziehen und zu isolieren. Sie haben wenig Freude an zwischenmenschlichem Austausch und empfinden ihn eher als Pflichterfüllung oder gar als Gefahr.

Ist das vierte Chakra hingegen überaktiv, fällt es schwer, Grenzen zu setzen und Nein zu sagen. Dann neigen wir dazu, uns alles zu Herzen zu nehmen und auf uns selbst zu beziehen. Zwischen uns und den anderen gibt es keine Grenze mehr. So kann es auch passieren, dass wir uns für andere regelrecht aufopfern und die eigenen Bedürfnisse kaum noch wahrnehmen. Den Kontakt zu halten, scheint dann lebensnotwendig zu sein – auch wenn dies auf Kosten der eigenen Integrität geschieht. Oder aber wir fühlen uns einsam und abgeschnitten von uns selbst. Anstatt Liebe und Zuneigung in uns selbst zu finden, suchen wir diese Dinge im Außen – und werden zwangsläufig wieder und wieder enttäuscht.

Auf der körperlichen Ebene äußern sich Blockaden in einer allgemeinen Immunschwäche, in Herz- oder Lungenkrankheiten. Auch undifferenzierte Schmerzen in der Brust und im Schulterbereich sowie Verspannungen und Verkrampfungen im Brustkorb können auf ein aus der Balance geratenes Anahata-Chakra hinweisen. Weitere Anzeichen sind eine insgesamt schlechte Durchblutung des Körpers sowie ein zu hoher oder zu niedriger Blutdruck.

## Möglichkeiten zur Stärkung des Herzchakras

Das Anahata-Chakra in Harmonie zu halten erfordert stetiges Engagement. Immer wieder im Leben werden wir mit Situationen konfrontiert, die uns verletzen und die dazu führen, dass wir uns verschließen möchten, um unser Herz zu schützen. Umso wichtiger ist es, sich wieder auf die Freiheit und Weite im Herzen zu konzentrieren. Auf der geistigen Ebene gilt es, Verbindung zu fördern. Falls du sehr misstrauisch und ängstlich bist und es dir schwerfällt, dich mit anderen Menschen wirklich zu verbinden, dann kannst du es zunächst mit nichtmenschlichen Lebewesen versuchen, also Tieren oder Pflanzen. Wenn du menschliche Kontakte gut zulassen kannst, dann sind Partnerübungen eine wunderbare Möglichkeit, das Anahata-Chakra zu stärken.

Ein möglicher Grund für Blockaden im Herzchakra ist eine Verletzung auf emotionaler Ebene, zum Beispiel durch eine schwierige oder gar toxische Beziehung. Vielleicht waren in der Kindheit deine Eltern emotional nicht erreichbar für dich, sodass du nicht die Möglichkeit hattest, eine tragfähige und stabile Bindung zu erfahren. Oder aber du hast dein Herz verschlossen, weil du echte oder vermeintliche Ablehnung erleben musstest. So oder so gehört als wichtige Übung für ein harmonisches Herzchakra die Vergebung dazu. Dies kann sich sowohl auf andere als auch auf dich selbst beziehen. Doch verstehe mich nicht falsch: Vergebung bedeutet nicht, dass andere alles mit dir machen dürfen, ohne dass du ihnen etwas entgegensetzt. Vergebung bedeutet auch nicht, dass ein inakzeptables Verhalten toleriert wird und du keine Grenzen haben oder Missstände benennen darfst. Vielmehr geht es darum, Härte und Verbitterung abzulegen und stattdessen Weichheit und Milde in dein Herz zu lassen. Du kannst Grenzen setzen und gleichzeitig vergeben. Erlaube nicht, dass dein Herz verkrampft und starr wird durch das, was andere dir angetan haben. Gib den Zorn, die Wut und den Hass, der zu anderen gehört, wieder zu diesen Menschen zurück. Mache dir auch bewusst, dass Vergebung Zeit braucht. Nur wenn du es schaffst, im Herzen wieder offen zu werden, dann können die Wunden der Vergangenheit heilen und mit neuen, schönen Erfahrungen überschrieben werden.

Das Element des Herzchakras ist die Luft. Daher lässt es sich besonders gut über Atemübungen harmonisieren. Das Element Luft steht für Freiheit, Offenheit, Raum, Platz und Weite – eben diese Qualitäten versuchen wir, durch die Arbeit mit dem Anahata-Chakra in uns zu kultivieren. Eine wirksame Atemtechnik dafür ist „Brahmari", das „Bienensummen". Dieses Pranayama hat seinen Namen von einer indischen Bienenart, da sein Klang an einen Bienenschwarm erinnert. Grundsätzlich ist die Atemtechnik sehr einfach. Beim Ausatmen erzeugst du einen summenden Ton mit geschlossenen Lippen und um ihn noch deutlicher in dir vibrieren zu lassen, hältst du dir dabei beide Ohren zu. Diese Übung lässt deine Ausatmung besonders lang werden, was die parasympathische Aktivität im Körper erhöht. Du wirst dich innerhalb nur weniger Atemzüge ausgeglichener und entspannter fühlen. Anspannungen und Blockaden können sich sanft lösen. Wenn du ganz besonders dein Herzchakra ansprechen möchtest, konzentrierst du dich beim Summen auf dein Herz und stellst dir vor, wie die Vibration sich überträgt. Summe im Gleichklang mit deinem Herzschlag und stelle dir vor, wie die Vibration alle Blockaden um dein Herz herum auflöst.

Eine andere wirksame Technik ist das Tagebuchschreiben. Beim Anahata-Chakra geht es um die Integration all unserer Aspekte und inneren Anteile und durch das Schreiben lernst du dich selbst besser kennen. Du findest auf eine Art zu mehr Verbundenheit mit dir selbst, sodass es dir mehr und mehr gelingt, auch dunkle und unbequeme Anteile zu akzeptieren und ihnen einen Raum in deinem Bewusstsein zu geben.

### Steine, Düfte, Klänge

Die Farbe des Herzchakras ist Grün. Heilsteine, die mit ihm in Verbindung stehen, sind Aventurin, Jade, Moosachat und Peridot. Aber auch der Rosenquarz und Diamanten können dabei helfen, das Herzchakra zu heilen. Trage diese Steine als Kette direkt über dem Herzen oder nehme dir in der Meditation oder einer Tiefenentspannung Zeit, um sie dir im Bereich deines Herzchakras aufzulegen.

Düfte, die du in der Aromatherapie einsetzen kannst, sind Rose, Nelke, Lavendel, Kardamom, Bergamotte, Kamille oder Jasmin. Als Räucherwerk wirken sich auch Beifuß, Myrrhe, Iriswurzel, Sandelholz, Melisse und Zimt positiv auf das Anahata-Chakra aus.

Da Anahata eng verwoben mit Klängen ist – wie dem Klang des Herzens –, resoniert es besonders gut mit Mantras. Das Bija-Mantra des Herzchakras ist „YAM". Es entspricht mehreren göttlichen Attributen, die sich durch die jeweiligen hinduistischen Gottheiten ausdrücken lassen. So ist das vierte Chakra verknüpft mit dem Gott Ishana Rudra Shiva und der Göttin Kakini. Ishana Rudra Shiva, auch Shankara genannt, ist jener Gott, aus dessen Locken der heilige Fluss Ganges fließen soll. Er wird von Schlangen umwunden dargestellt und trägt in seiner rechten Hand einen Dreizack, in seiner Linken eine Trommel. So ruht er mit geschlossenen Augen, tief in Meditation versunken, auf einem Tigerfell. Er symbolisiert die weisen und friedfertigen Aspekte des Gottes Shiva. In den Darstellungen zeigt sich sein immer glückliches und wohlgesonnenes Wesen. Die Göttin Kakini besitzt rosa- oder goldfarbene Haut und vier Köpfe. Auch sie hält verschiedene Dinge in ihren Händen: Dreizack, Schwert, Schild und Totenkopf. Diese Dinge symbolisieren die Kräfte des Schöpfens, Erhaltens und Zerstörens, die Kakini im Gleichgewicht hält. Außerdem ist sie eine Göttin der schönen Künste, die zu Musik, Poesie und Kunst anregt. Sie hat verschiedene Manifestationen und wechselt ihre Gestalt, passend zum Wind und zum ihr innewohnenden Luftelement.

Das Symbol des Anahata-Chakras ist ein Lotus mit zwölf Blütenblättern. Diese symbolisieren zwölf Qualitäten, die es in Bezug auf das Herz zu meistern gilt: Frieden, Seligkeit, Liebe, Harmonie, Empathie, Verständnis, Reinheit, Klarheit, Mitgefühl, Eintracht, Vergebung und Herzlichkeit. Es enthält außerdem ein Hexagramm, das aus zwei Dreiecken besteht, die umgedreht ineinander verschränkt sind. Sie stehen für die männliche und die weibliche Energie, die miteinander verbunden sind und so eine neue Form schaffen. Hier findet sich also erneut das Symbol der Verbundenheit.

## Yoga für das Anahata-Chakra

Im Yoga gibt es verschiedene Asanas, die dabei helfen können, im Herzen wieder weit zu werden. Das sind hauptsächlich jene, die den Brustkorb öffnen und die Schulterblätter nach hinten dehnen. Dazu gehören sämtliche Rückbeugen und Schultermobilisierungsübungen wie beispielsweise die folgenden:

### Anahatasana – das offene Herz

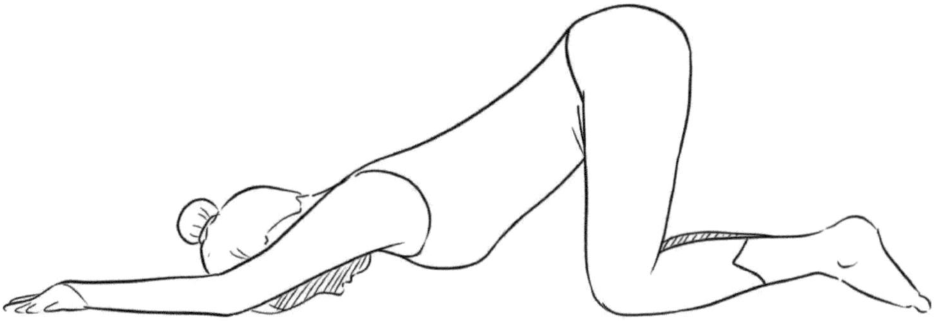

### Salamba Bhujangasana – die Sphinx

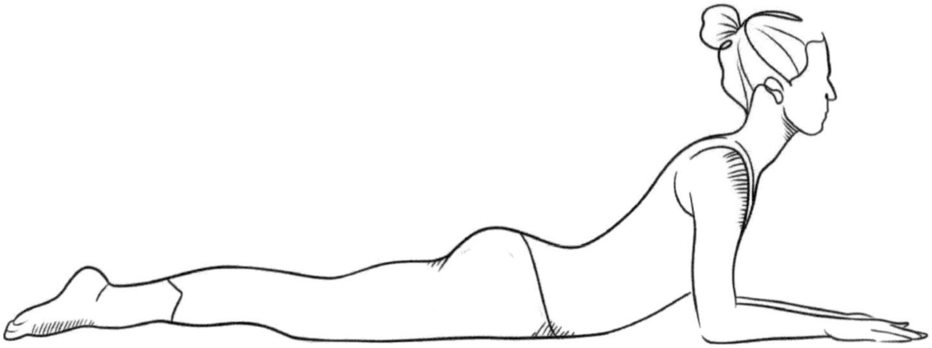

### Ustrasana – das Kamel

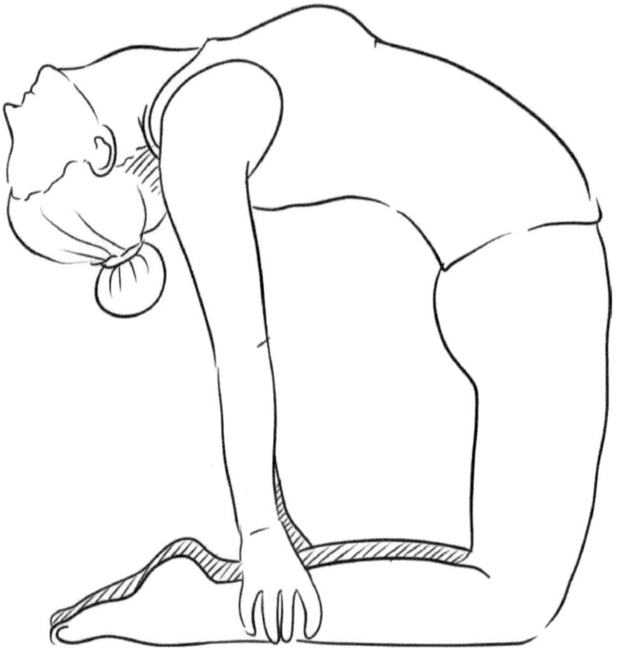

### Setu Bandha Sarvangasana – die Schulterbrücke

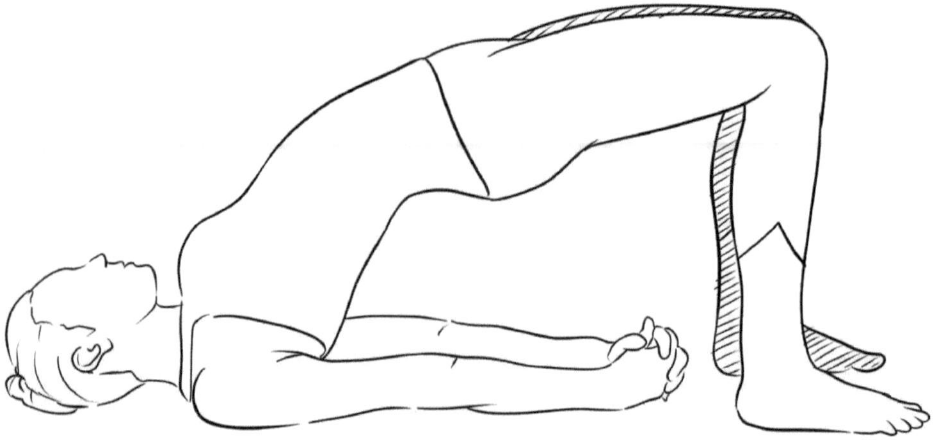

Viele Yogins und Yoginis nehmen sich vor ihrer Praxis einen Augenblick Zeit, um eine Intention zu setzen, die sie durch die kommende Praxis geleiten kann. Sie hilft dabei, bestimmte Aspekte in den Vordergrund kommen zu lassen. Wenn du dein Herzchakra harmonisieren möchtest, dann setze dir als Intention, auf die Weite im Herzraum zu achten und deinen Atem bewusst in diese Weite hineinzulegen. So wird es dir möglich, den inneren Raum auszudehnen. Zusätzlich kannst du dich in den herzöffnenden Asanas ganz besonders auf dein viertes Chakra fokussieren. Dabei stellst du dir vor, dass sich ein grünes Licht im Herzen befindet, das von dort aus strahlt.

### Ernährung und Rezeptteil

Das Anahata-Chakra hat eine ausgleichende, balancierende Energie. So sind Nahrungsmittel und Getränke, die Geist und Körper in Aufruhr versetzen, eher weniger zu empfehlen: Kaffee, Knoblauch, Zwiebeln oder Alkohol. Wähle stattdessen Nahrungsmittel, die das Nervensystem beruhigen und Entspannung fördern: Ghee (eine Art Butterschmalz, dem in der indischen Küche eine große Bedeutung zukommt) oder Honig. Da die Farbe des Anahata-Chakras Grün ist, eignen sich zu seiner Stärkung frische, saftige Kräuter und grünes Gemüse, wie Grünkohl, grüner Spargel, Rosenkohl, Brokkoli, Spinat, Erbsen, Salat oder Zucchini. Sie versorgen dich mit gesunden Vitalstoffen und lassen dich von innen heraus strahlen. Auch grünes Obst wie Kiwis oder Avocados kannst du deinem vierten Chakra zuliebe in die Ernährung integrieren. Verwende frische Kräuter wie Basilikum, Minze, Oregano oder Rosmarin. Besonders gut eignen sich auch selbstgepflückte Wildkräuter, vorzugsweise im Frühling, wo sie noch am reichsten an Mineralstoffen und Vitaminen sind. Du kannst sie zum Beispiel zu einem schmackhaften Smoothie verarbeiten – wie im folgenden Rezept.

### Rezept: Wildkräuter-Smoothie mit Avocado

**Zutaten**

1 Handvoll Wildkräuter, zum Beispiel Löwenzahn, Vogelmiere oder Giersch

1 kleine Banane

1 kleine Birne

¼ Avocado ohne Schale

Saft einer halben Limette

etwas Wasser nach Belieben

**Zubereitung**

1. Schneide alle Zutaten in Stücke, die klein genug sind, um in deinen Mixer zu passen.
2. Püriere alles zusammen mit etwas Wasser und genieße!

## Zusammenfassung

| **Name** | **Anahata-Chakra, Herzchakra, 4. Chakra** |
|---|---|
| Lage | in der Mitte des Brustkorbes |
| Entwicklungsalter | 21. bis 28. Lebensjahr |
| Lebensthemen | Liebe, Mitgefühl, Beziehung, Verbindung zwischen Individuellem und Göttlichem |
| Körpersinn | Hören |
| körperliche Symptome bei Ungleichgewicht | Herz- und Lungenkrankheiten, Schmerzen im Brustkorb, Schulterverspannungen, schlechte Durchblutung |
| psychische Symptome bei Ungleichgewicht | Kontaktschwierigkeiten, soziale Ängste, Misanthropie, Gefühlskälte, Empathielosigkeit, Co-Abhängigkeit |
| Farbe | Grün oder Rosa |
| Element | Luft |
| Asanas | Anahatasana, Salamba Bhujangasana, Ustrasana, Setu Bandha Sarvangasana |
| Pranayama | Brahmari |
| Bija-Mantra | YAM |
| Gottheit(en) | Ishana Rudra Shiva, Kakini |
| Edelsteine | Aventurin, Jade, Moosachat, Peridot, Rosenquarz, Diamant |
| Aromatherapie und Räuchern | Rose, Nelke, Lavendel, Kardamom, Bergamotte, Kamille, Jasmin, Beifuß, Myrrhe, Iriswurzel, Sandelholz, Melisse, Zimt |
| Ernährung | Ghee, Honig, Wildkräuter, grünes Gemüse (Grünkohl, grüner Spargel, Rosenkohl, Brokkoli, Spinat, Erbsen, Salat, Zucchini), grünes Obst (Kiwis, Avocados, Limetten) |

## Das Vishuddha-Chakra: Das Kehlchakra

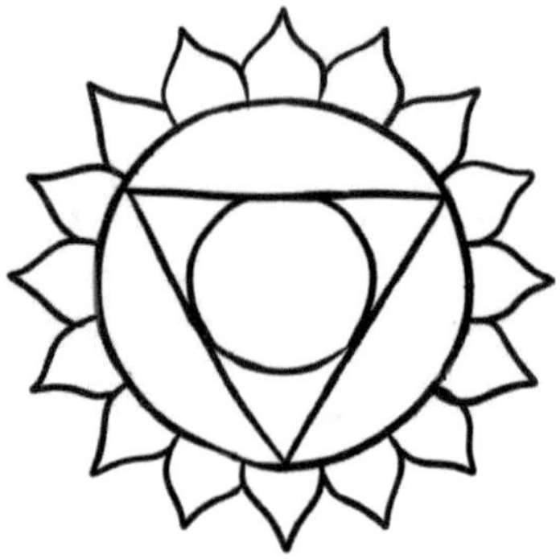

Das Vishuddha-Chakra wird auch als Kehl- oder Halschakra bezeichnet und befindet sich in der Mitte der Halswirbelsäule. Aus dem Sanskrit übersetzt bedeutet „Vishuddha" so viel wie „Rad der Reinheit". So ist ein Aspekt von Vishuddha – neben seiner Funktion als Kommunikationszentrum – die Reinigung der Sinne. Klingt ungewöhnlich: Warum sollten wir unsere Sinne reinigen? Und wie soll das gehen? Alles, was wir mit unseren Sinnen wahrnehmen – sehen, hören, riechen, schmecken – erleben wir durch unsere eigene Sinnesbrille. Sie ist geprägt durch Erfahrungen, unsere aktuelle Stimmungslage und durch Erwartungen. So verfälscht sie immer zu einem gewissen Grad die Wahrnehmung der Außenwelt. Das Vishuddha-Chakra jedoch stärkt unsere Fähigkeit, die Dinge mit einem reinen und unvoreingenommenen Geist wahrzunehmen. Nur so können wir anderen zuhören und unsere eigene Wahrheit ausdrücken. Dazu gehört auch, zu spüren, ob etwas Bestimmtes wirklich gesagt werden sollte – also ob es unsere Energie wert ist. Das Vishuddha-Chakra hilft dabei, richtig auszuwählen, was gesagt werden will und was wir besser für uns behalten. So lernen wir, echte, wahre Gespräche zu führen. Das Symbol von Vishuddha ist ein sechzehnblättriger Lotus, der für die sechzehn Vokale des Sanskrit-Alphabets steht. In diesem Chakra geht es also um Kommunikation.

Im Gegensatz zu den anderen Chakren wird es oft recht stiefmütterlich behandelt. In sämtlichen Büchern über die Chakren ist das Kapitel zu Vishuddha das kürzeste. Es scheint so, als gäbe es über Vishuddha einfach nicht so viel zu sagen, dabei hat es eine extrem wichtige Funktion: Vishuddha reguliert den Atem, die Basis für jede Yoga- und Meditationsübung. Ohne den Atem wären die Asanas kaum mehr als Sportübungen. Erst der Fokus auf den Atem verleiht ihnen ihre spirituelle und energetische Qualität. Außerdem ist Vishuddha verbunden mit der Schilddrüse und dem Vagusnerv. Dieser ist eine Art Schaltstelle zwischen dem Gehirn und unseren Organen und hat insgesamt einen dämpfenden und beruhigenden Einfluss auf sämtliche Körperfunktionen. Damit spielt er eine große Rolle für das körperliche und seelische Wohlbefinden. Auch Schulter, Hals und Nacken sind mit dem Vishuddha-Chakra verbunden, weswegen sich ein Ungleichgewicht oft durch Verspannungen in diesen Bereichen zeigt.

Weiterhin übernimmt Vishuddha eine wichtige Regulationsfunktion von Sonnen- und Mondenergie. Durch den Atem – zum Beispiel die Wechselatmung – können wir, wie schon dargestellt, einen Einfluss auf Ida und Pingala nehmen. Idealerweise sind Sonnen- und Mondenergie, das männliche und das weibliche Prinzip, im Organismus relativ ausgeglichen. Ist das nicht der Fall, können Körper und Geist aus dem Gleichgewicht geraten. Auf der physischen Ebene macht sich das oft durch eine Über- oder Unterfunktion der Schilddrüse bemerkbar.

### Das harmonische Kehlchakra

Die Farbe des Vishuddha-Chakras ist Blau, was unter anderem für Raum und Leere steht. Das Element des Kehlchakras ist der Äther. Praktisch übersetzt bedeutet diese Symbolik: Wer ein starkes Vishuddha-Chakra hat, dem fällt es leicht, den leeren Raum mit seiner Stimme zu füllen. Er kann sich selbstbewusst ausdrücken und hat keine Schwierigkeiten damit, über Gefühle zu sprechen. Aus dem Selbstausdruck gehen schöpferisch-kreative Tätigkeiten hervor: Singen oder Schreiben –

alles, was mit Kommunikation und Sprache zu tun hat. Gleichzeitig hat das Kehlchakra auch etwas mit dem Raum zu tun, der die Stimme umgibt. Als erstes der drei oberen feinstofflichen Chakren steht es für die Geborgenheit im Unendlichen. Selbst wenn der Raum um uns herum keine Grenzen hat, können wir lernen, uns darin sicher zu fühlen – eine Sicherheit, die keine Begrenzung braucht und die es nicht nötig hat, dass wir uns kleinmachen. Wir haben durch Vishuddha genauso einen Zugang zu unserem höheren Verstand und zu der inneren göttlichen Weisheit wie auch zu individuellen körperlichen und seelischen Wünschen und Bedürfnissen.

## Das blockierte Kehlchakra

Ist Vishuddha blockiert, äußert sich das zum Beispiel in Kommunikationsschwierigkeiten. Wir haben das Gefühl, nie die richtigen Worte zu finden oder einfach nicht zu wissen, was wir sagen sollen. Manchmal haben wir im Gegenteil ein riesiges Redebedürfnis, wobei jedoch das Gefühl für das Wesentliche verloren geht und hauptsächlich „leeres Geschwätz" entsteht. Auch Lügen und Unehrlichkeit können aus einem blockierten Vishuddha-Chakra entspringen – ebenso wie Schwierigkeiten dabei, uns einzugestehen, was wir im Inneren fühlen.

Auf körperlicher Ebene zeigt sich das blockierte Kehlchakra an Entzündungen im Hals- und Rachenraum, beispielsweise im Rahmen von wiederkehrenden Infekten. Ebenfalls typisch sind Zähneknirschen sowie Verspannungen im Kiefer und im Nacken. Wenn unser Vishuddha-Chakra blockiert ist, wollen wir uns anderen nicht so richtig zeigen. So kann sich eine bestimmte charakteristische Körperhaltung entwickeln: Die Schultern sind hochgezogen, der Kopf ist leicht vorgebeugt, der Blick gesenkt, der Rücken wird mit der Zeit rund. Diese Haltung erweckt den Eindruck, als wollten wir uns klein und unsichtbar machen. Mit der Zeit entstehen dadurch Verspannungen und Schmerzen. Auch wird es, je länger diese Haltung besteht, immer schwerer, aufrecht und stolz durchs Leben zu gehen.

Mental kann ein blockiertes Vishuddha-Chakra zu sozialen Ängsten und zu Schüchternheit führen. Sind wir mit der eigenen inneren Stimme wenig verbunden, passen wir uns möglicherweise übermäßig an. Es ist immer die Angst vorhanden, etwas Falsches zu sagen oder zu denken – oder anderweitig im Unrecht zu sein. Dabei spielt es meist keine Rolle, wie kompetent wir tatsächlich auf einem bestimmten Gebiet sind – es geht vielmehr um das, was wir im Inneren über uns selbst denken. Auch die eigene Intuition wird gehemmt. Der fehlende Selbstausdruck kann bis hin zur Empfindung eines Identitätsverlustes gehen, wenn die eigenen Gedanken, Gefühle und Bedürfnisse weit weg scheinen und überhaupt nicht daran zu denken ist, sie klar zu äußern.

### Möglichkeiten zur Stärkung des Kehlchakras

Die eigene Stimme zu finden, benötigt Raum und Zeit. Nimm dir daher immer wieder Pausen im Alltag für dich selbst, in denen du ganz bei dir ankommen kannst. Besonders wohltuend für dein Vishuddha-Chakra sind Schulter-Nacken-Massagen, die du dir auch selbst geben kannst.

#### Yoga für das Vishuddha-Chakra

Von den Asanas sind besonders jene aktivierend, die die Halswirbelsäule strecken. Dazu gehören:

**Sarvangasana – der Schulterstand**

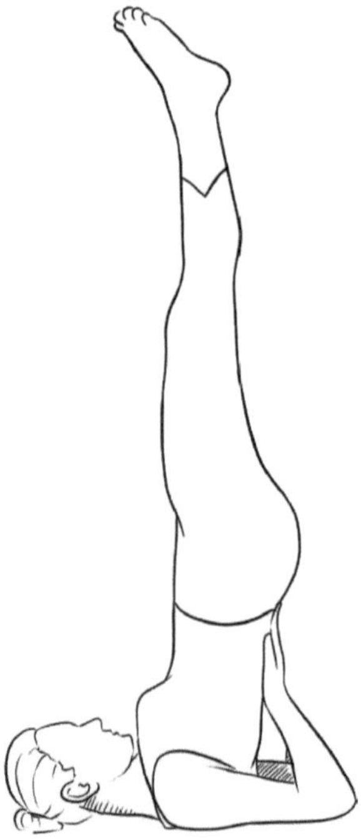

**Halasana – der Pflug**

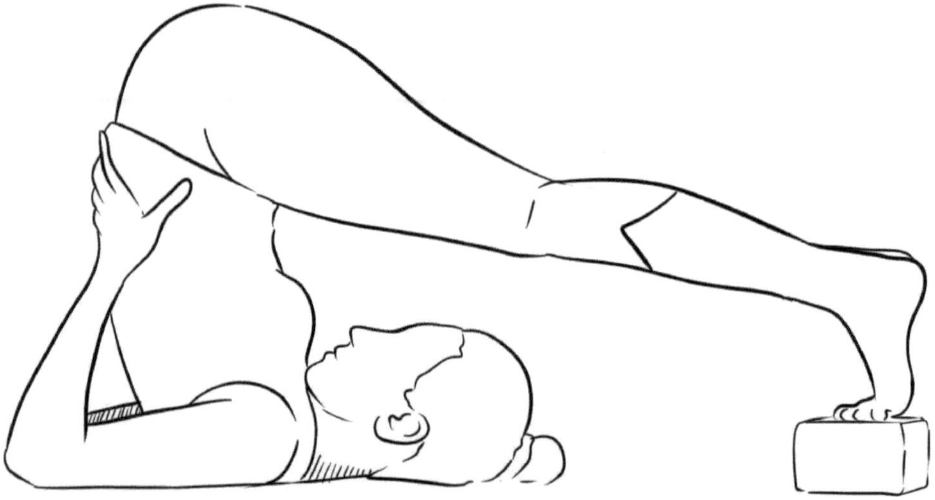

## Dhanurasana – der Bogen

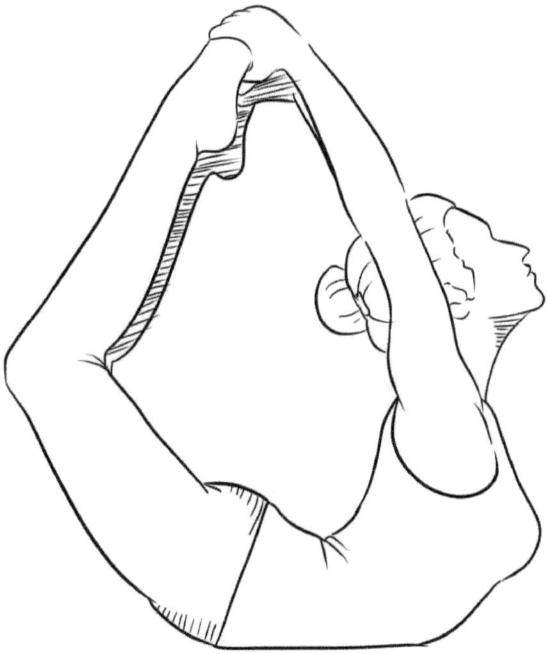

## Shalabhasana – die Heuschrecke

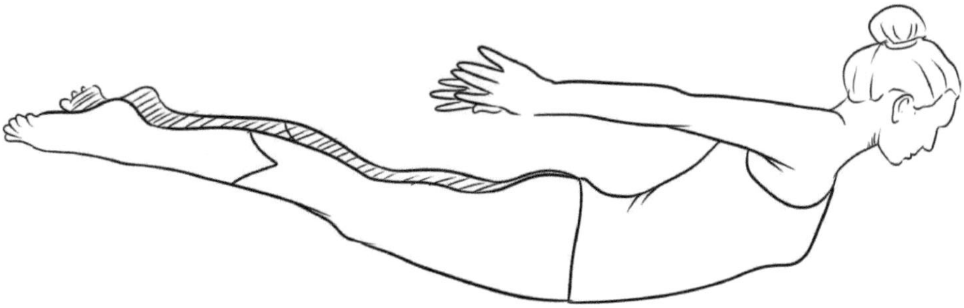

## Matsyasana – der Fisch

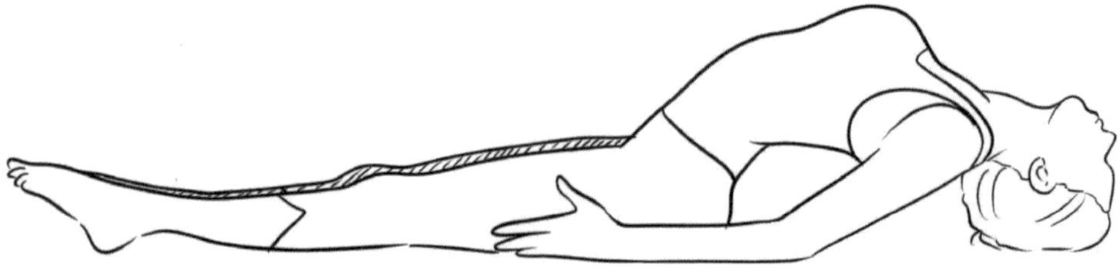

Um die Asanas zusätzlich zu intensivieren und Vishuddha besonders anzuregen, kannst du während des Yogas den Ujjayi-Atem praktizieren, den ich im Einführungskapitel erklärt habe. Der „Meeresrauschen-Atem" erzeugt eine Vibration in der Gegend des Kehlkopfes und bringt Vishuddha zum Schwingen. Des Weiteren wirkt sich Jalandhara Bandha, der Kehlverschluss, unterstützend auf das Halschakra aus:

### Übung: Jalandhara Bandha – der Kehlverschluss

Bei diesem Bandha geht es wie bei anderen Bandhas auch um die gezielte Lenkung von Prana. Der Kehlverschluss ist ein Energieverschluss, bei dem das Prana im Hals- und Kehlbereich gelenkt und kontrolliert wird. Er hat eine angenehm ausgleichende Wirkung auf Körper und Geist, hilft dabei, Stress zu reduzieren, und wirkt regulierend bei starken Affekten, beispielsweise bei Wut oder Frustration. Jalandhara Bandha sorgt dafür, dass das Prana aus dem unteren Körperteil nicht weiter nach oben in Richtung Kopf fließt, sodass der Herzraum sich weiten und entspannen kann. Außerdem hat der sanfte Druck, der dabei in der Kehle entsteht, eine ausgleichende Wirkung auf die Schilddrüse. Jalandhara Banda kannst du, anders als Mula Bandha und Uddiyana Bandha, eher weniger anwenden, während du Asanas praktizierst. Es wird vor allem im Zusammenhang mit Atemübungen oder einer Meditation geübt:

Setze dich bequem in eine Position, in der du auch meditieren oder Atemübungen ausführen würdest. Nun schiebst du nach der nächsten Einatmung das Kinn nach vorn, sodass dein Nacken lang wird. Anschließend senkst du den Kopf leicht nach vorn und stellst dir vor, dein Hinterkopf würde dabei in Richtung Decke wachsen. Währenddessen hältst du den Atem mit entspannt gefüllten Lungen an. Nun gibst du deine Zungenspitze an dein Gaumendach und saugst deine Zungenwurzel leicht nach hinten. Wenn du ausatmen musst, löst du das Bandha wieder. Nach der nächsten Einatmung kannst du erneut beginnen.

So sieht Jalandhara Bandha von außen aus:

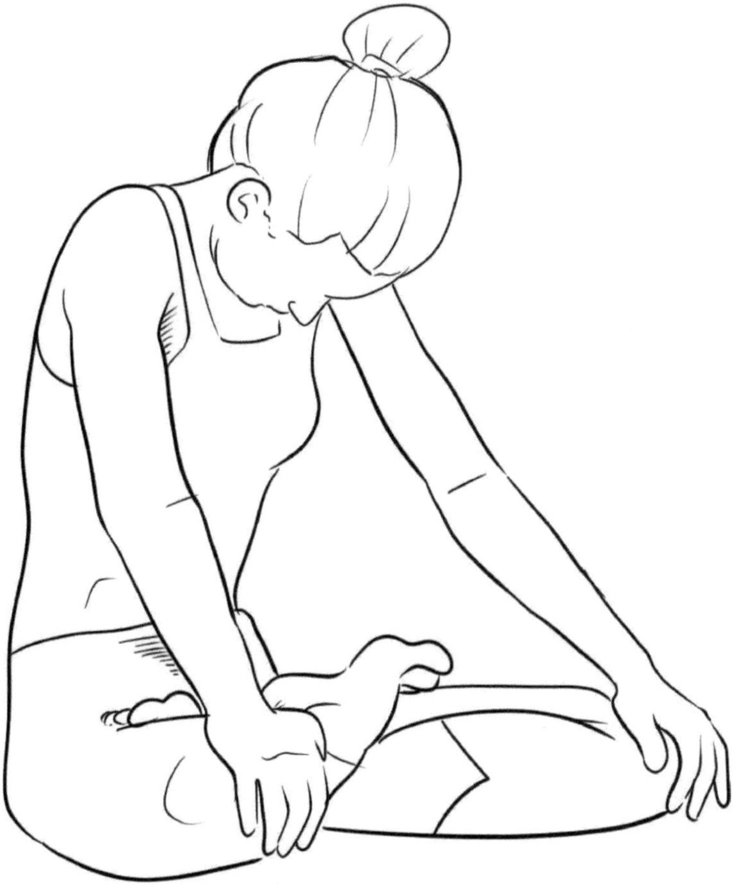

## Mantras und Devatas

Du kannst das Kehlchakra sehr gut durch Singen harmonisieren, insbesondere durch das Chanten von Mantras. Das Bija-Mantra des Kehlchakras ist HAM. Wiederhole es während der Meditation oder rezitiere es im Alltag. Auch während du eine Asana länger hältst und dabei den Ujjayi-Atem übst, kannst du innerlich mit dem Mantra HAM arbeiten. Alternativ sind, wie bei den anderen Chakren auch, Meditationen hilfreich, bei denen du auf dein Chakra fokussierst und dort eine Energie visualisierst. In Bezug auf das Vishuddha-Chakra kannst du dir beispielsweise einen blauen Energiewirbel vorstellen, der in der Mitte deiner Kehle vibriert. Er dehnt sich immer weiter aus und strahlt nach oben in den Kopf sowie nach unten in den Brustkorb weiter.

Dem Vishuddha-Chakra sind verschiedene hinduistische Gottheiten zugeordnet. Zum einen wird es von dem Gott Maheshwara gesteuert, der manchmal auch Ardhanishwara genannt wird, was übersetzt so viel bedeutet wie „Gott mit zwei Hälften". Seine eine Hälfte ist Shiva, seine andere ist Shakti. So versinnbildlicht er die Vereinigung des männlichen und des weiblichen Prinzips, deren Harmonisierung im Vishuddha-Chakra eine wichtige Rolle spielt. Shakini ist die dazugehörige Göttin, die sowohl Wissen als auch besondere Fähigkeiten verleiht. Sie hat rosafarbene Haut und sitzt auf einem roten Lotus. In den Händen hält sie einen Schädel, einen Elefantenstab, eine Schriftrolle sowie eine Mala (Gebetskette). Der Schädel symbolisiert die Befreiung von der irdischen Scheinwelt. Der Stab steht für Macht, da sich damit große Tiere – wie eben Elefanten – bändigen lassen. Daher ist vielen indischen Herrschern auf den Porträts ein Elefantenstab beigegeben. Die Schriftrolle enthält Wissen und die Mala stellt die Verbindung zur spirituellen Welt dar.

## Innere Prozesse

Auf der geistigen Ebene bedeutet die Heilung des Kehlchakras, dass du lernst, deine innere Wahrheit auszudrücken. Dazu musst du natürlich erst einmal offen für sie sein und falls das ein Thema für dich ist, damit aufhören, sie zu verleugnen. Viele von uns haben irgendwann gelernt, dass es besser ist, nicht anzuecken und stattdessen immer lieb und nett zu sein. Das führt im Erwachsenenalter leider dazu, dass wir uns viel mehr im Außen als in uns selbst und an den eigenen Werten, Wahrnehmungen und inneren Weisheiten orientieren. Wir suchen die Antworten, die wir uns eigentlich selbst geben müssten, bei anderen. Vishuddha zu heilen bedeutet, wieder zu lernen, die innere Stimme wahr- und ernst zu nehmen. Lassen wir uns hingegen von den Wünschen und Vorstellungen anderer lenken, dann werden wir mehr und mehr verstummen – es schnürt uns im wahrsten Sinne des Wortes die Kehle zu. Stattdessen ist es wichtig, aufrichtig in das eigene Leben zu schauen und zu erkennen, wo wir unreflektiert die Meinung anderer übernehmen, ohne mit uns selbst Rücksprache zu halten. Lerne also, dich bei Fragen immer zuerst selbst um Rat zu bitten. Später kannst du dir zusätzliche Ratschläge von anderen holen. Lerne, wann es wichtig ist, etwas zu sagen, und wann es besser ist, zu schweigen. Wenn du beschlossen hast, dass es etwas zu sagen gibt, dann achte darauf, dass es auch wirklich gesagt wird. Du stärkst dein Kehlchakra immer dann, wenn du deiner eigenen Stimme Ausdruck verleihst.

### Aromatherapie, Räuchern und Edelsteine

Auch zur Stärkung und Aktivierung des Kehlchakras gibt es diverse Kräuter und ätherische Öle. Zum Räuchern eignen sich besonders Mischungen mit Salbei, Lavendel, Mastix, Eukalyptus, Weihrauch und Benzoe. Weiterhin kannst du auch Bergamotte, Kamille, Teebaum oder Pfefferminz als ätherisches Öl verwenden. Du gibst sie entweder in den Diffusor als Raumduft oder auch auf deinen Körper, beispielsweise auf den Nacken oder direkt auf den Kehlkopf.

Edelsteine, die das Vishuddha-Chakra harmonisieren, haben eine blaue oder violette Färbung: Aquamarin, Chrysokoll, Türkis, blauer Topas, Amethyst, blauer Turmalin, blauer Obsidian oder Azurit.

Im Übrigen ist es äußerst nützlich, zusätzlich zum Kehlchakra auch immer dein Sakralchakra zu stärken. Sie stehen nämlich in einer starken Verbindung zueinander. Sind beide Chakren aktiviert, ist der Energiefluss dazwischen erleichtert.

## Ernährung und Rezeptteil

Vishuddha wird harmonisiert durch Nahrungsmittel, die leicht sind und eine reinigende Wirkung haben. Achte darauf, ausreichend Flüssigkeit zu dir zu nehmen. Dies gilt sowohl für Getränke als auch für wasserhaltiges Obst und Gemüse. Außerdem kannst du versuchen, vermehrt blaue und lilafarbene Lebensmittel zu dir zu nehmen: Heidelbeeren, Blaubeeren oder Brombeeren. Ist das Vishuddha-Chakra aus dem Gleichgewicht geraten und du leidest beispielsweise unter Halsschmerzen, so helfen Tees aus Kräutern wie Eukalyptus, Lavendel oder Salbei. Egal, welche Speisen du zu dir nimmst: Für das Vishuddha-Chakra ist es wichtig, stets lange und gründlich zu kauen, denn das hat eine positive Wirkung auf die Verdauung und die Verwertung der Nahrungsmittel. Besonders wohltuend ist dieser Spirulina-Blaubeeren-Smoothie, der dich mit viel Chakra-Energie und Flüssigkeit versorgt. Spirulina ist eine essbare Blaualge, die auch als Superfood gilt. In der Naturheilkunde wird ihr nachgesagt, dass sie das Immunsystem stärkt, Alterungsprozesse verlangsamen kann und sogar Krebszellen bekämpft.

### Rezept: Spirulina-Blaubeeren-Smoothie

#### Zutaten

1 Tasse Bananenstückchen

200 Milliliter Hafer- oder Mandelmilch

2 Hände voll Blaubeeren

1 süße Birne

2 Esslöffel Spirulinapulver

ein paar Blätter frische Pfefferminze, wenn du den Geschmack magst

#### Zubereitung

1. Schneide alle Zutaten in Würfel und wirf sie in den Mixer. An heißen Tagen kannst du das Obst vorher für ein paar Stunden ins Gefrierfach legen und so ein extra kaltes Getränk zaubern.

2. Garniere mit einem Minzblatt. Fertig!

## Zusammenfassung

| **Name** | **Vishuddha-Chakra, 5. Chakra, Halschakra, Kehlchakra** |
|---|---|
| Lage | in der Mitte der Halswirbelsäule auf Höhe des Kehlkopfes |
| Entwicklungsalter | 28. bis 35. Lebensjahr |
| Lebensthemen | Wahrheit, Kommunikation der eigenen Bedürfnisse, Raum einnehmen, Reinheit der Sinne |
| Körpersinn | Hörsinn |
| körperliche Symptome bei Ungleichgewicht | Über- oder Unterfunktion der Schilddrüse, Schulter-Hals-Nacken-Verspannungen, Entzündungen im Hals und Rachen |
| psychische Symptome bei Ungleichgewicht | Schüchternheit, leeres Geschwätz, Kommunikationsschwierigkeiten |
| Farbe | Blau |
| Element | Äther |
| Asanas | Sarvangasana, Halasana, Dhanurasana, Shalabhasana, Matsyasana |
| Pranayama | Ujjayi |
| Bija-Mantra | HAM |
| Gottheit | Maheshwara (Sadashiva), Shakini |
| Edelsteine | Aquamarin, Chrysokoll, Türkis, blauer Topas, Amethyst, blauer Turmalin, blauer Obsidian, Azurit |
| Aromatherapie und Räuchern | Salbei, Lavendel, Mastix, Eukalyptus, Weihrauch, Benzoe, Bergamotte, Kamille, Teebaum, Pfefferminz |
| Ernährung | blaue und lilafarbene Lebensmittel (Heidelbeeren, Blaubeeren, Brombeeren, Spirulina), viel Flüssigkeit und warme Kräutertees (Eukalyptus, Lavendel, Salbei) |

## Das Ajna-Chakra: Das Stirnchakra

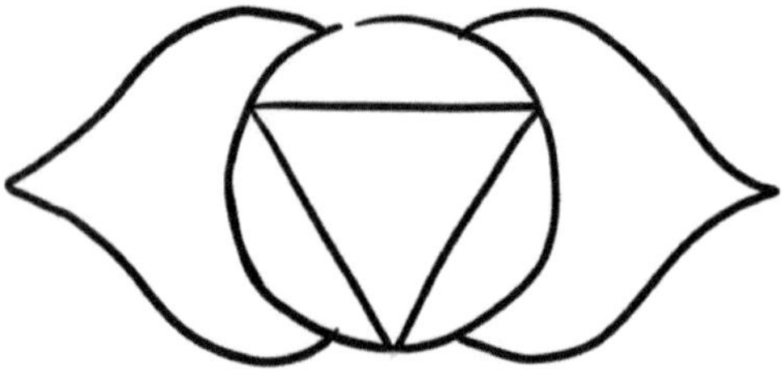

Das Ajna-Chakra, das sechste Chakra, wird auch oft als „drittes Auge“ bezeichnet, da es sich auf der Stirn, leicht oberhalb und zwischen den Augenbrauen befindet. Das ist die Stelle, auf die die Hindus sich einen roten Punkt malen, um ihre höhere Intuition zu stärken. Es heißt, dass wir zwei Augen haben, mit denen wir nach draußen in die Welt schauen – und eines, mit dem wir nach innen schauen. So bedeutet passend dazu der Begriff „Ajna“ auf Sanskrit so viel wie „wahrnehmen“.

Auf körperlicher Ebene ist dem Stirnchakra die Hypophyse (oder Hirnanhangdrüse) zugeordnet, die sämtliche hormonelle Drüsen beeinflusst. Sie ist eine Art Schnittstelle zwischen Gehirn und Hormonsystem. Über sie steuert der Körper Vorgänge wie den Stoffwechsel, das Wachstum und die Fortpflanzung. Fehlen im Körper Hormone, wird dies der Hypophyse rückgemeldet, die dann die Hormonproduktion veranlasst. Auch die Zirbeldrüse (Epiphyse) spielt eine wichtige Rolle für das Ajna-Chakra. Sie liegt im Inneren des Kopfes direkt auf der Höhe des Stirnchakras, ist hauptsächlich für die Produktion von Melatonin und Serotonin zuständig und steuert den Schlaf-wach-Rhythmus des Körpers.

Psychisch trägt das Ajna-Chakra dazu bei, Intuition sowie einen eigenen Willen zu entwickeln und im Außen umzusetzen. Im Gegensatz zu Handlungen, die einzig von der Ratio dominiert werden, hilft das Ajna-

Chakra dabei, ein gesundes Bauchgefühl zu entwickeln, das uns bei vielen Entscheidungen behilflich sein kann. Wollten wir diesem Chakra einen Körpersinn zuordnen, kämen wir wohl am ehesten auf das „Denken“ – auch wenn das natürlich kein richtiger Sinn ist, doch es steuert und beeinflusst alle anderen Sinne. So ist eine mögliche Übersetzung des Wortes „Ajna“ auch „steuern“. Neben der Intuition ist also der Intellekt diesem Chakra zuzuordnen. Da es sämtliche feinstoffliche Kräfte beeinflusst, gehört das Ajna-Chakra zum Astralkörper (Karana Sharira). Wird das Stirnchakra aktiv, kannst du bisweilen ein leichtes Pulsieren im Stirnbereich spüren. Ein weiteres Zeichen sind lebhafte Träume sowie vielfältige innere Bilder.

Auch auf energetischer Ebene spielt das Ajna-Chakra eine wichtige Rolle: In ihm laufen die drei wichtigsten Nadis – Ida, Pingala und Sushumna – zusammen. Als vereinigter Bewusstseinsstrom fließen sie von dort aus weiter nach oben in das siebente und letzte Chakra. Dadurch, dass die Nadis im Wurzelchakra entspringen und im Stirnchakra wieder vereinigt werden, stehen diese beiden Chakren besonders miteinander in Verbindung. So kann es passieren, dass du bei der Arbeit mit deinem Stirnchakra auch energetische Reaktionen im Beckenboden spürst – und umgekehrt. Außerdem ist das Ajna-Chakra eng mit dem Solarplexus-Chakra verbunden; beide reagieren stark auf die wärmende Sonnenenergie. Das Bauchgefühl, dass im dritten Chakra entsteht, kann durch das sechste Chakra zur tragfähigen Intuition geschult werden. Das Ajna-Chakra reagiert außerdem von allen Chakras am sensibelsten auf Energiearbeit. Weil es den meisten Menschen vergleichsweise leichtfällt, mit ihm in Verbindung zu gehen, ist es sinnvoll, zu Beginn der Energiearbeit auf das Ajna-Chakra zu fokussieren. In der Meditation wird der Fokus oft automatisch zuerst zum Ajna-Chakra gezogen und dort gehalten, weshalb es auch das „spirituelle Herz“ genannt wird. Im Abendland wurde davon ausgegangen, dass dort der Sitz der Seele ist.

## Das harmonische Stirnchakra

Menschen, deren Stirnchakra ausgeglichen ist, haben eine stark ausgeprägte spirituelle Seite. Sie gehen mit einer sicheren Intuition durchs Leben, die sie leitet und ihnen einen Ankerpunkt in sämtlichen Lebenslagen gibt. Mit einem starken Ajna-Chakra haben wir keine Angst vor Entscheidungen, da wir in uns eine Stimme finden, die uns Antworten auf unsere Fragen gibt. Dieses Chakra hilft dabei, eine feine, beinah außersinnliche Wahrnehmung zu entwickeln. Wir können lernen, sehr sensibel energetische Schwingungen von anderen zu erfassen und auf sie zu reagieren. So ermöglicht Ajna eine weitere, tiefere Ebene des Kontaktes, die über die reine Kommunikation mit Stimme, Mimik und Gestik hinausgeht. Menschen mit einem geöffneten Ajna-Chakra schätzen Wahrheit und Aufrichtigkeit und sind gut darin, Lügen innerhalb kürzester Zeit zu durchschauen. Bisweilen entwickeln sie regelrecht telepathische Fähigkeiten.

Das Ajna-Chakra hilft uns dabei, Erfahrungen, die wir bereits gemacht haben, zu integrieren und aus vielen Informationen ein sinnvolles Gesamtbild zu schaffen. Durch dieses Energiezentrum lernen wir, die Welt zu verstehen und hinter die oberflächlich sichtbaren Dinge zu schauen. Die Arbeit mit dem Stirnchakra kann dazu führen, dass wir unsere Seelenaufgabe finden und auf Basis aller früheren Erfahrungen plötzlich wissen, warum wir auf diesem Planeten sind. Es entsteht ein tiefes Gefühl der Sinnhaftigkeit und des Verstehens.

## Das blockierte Stirnchakra

Ist das Ajna-Chakra blockiert, fällt es schwer, sich zu konzentrieren und klar zu denken. Der Geist fühlt sich verwirrt an, der innere Fokus geht verloren. Bei einem überaktiven Stirnchakra kann es auch zu Wahnvorstellungen bis hin zu Schizophrenie kommen. Menschen mit einem blockierten Stirnchakra neigen dazu, einzig Wert auf das Analysierbare, Messbare und Zählbare zu legen. Für sie gibt es sonst nichts zwischen Himmel und Erde. Was mit der Ratio nicht erfahrbar ist, das existiert nicht. Bisweilen kreisen die Gedanken dann um alltägliche Ängste und Sorgen – etwas Größeres, mit dem sie sich verbinden können, kennen sie nicht. In unserer modernen westlichen Gesellschaft ist leider oft kein Platz für ein offenes Stirnchakra. Im Gegensatz zum rationalen Denken spielt die Intuition nur eine untergeordnete Rolle. Da sie aber intensiv trainiert und geübt werden will, um sich zu entfalten, bleibt sie bei vielen Menschen schließlich unterentwickelt. Emotionen werden unterdrückt – Innenschau gilt als unpraktisch. Es kommt zur „Verkopfung" und dem Abschneiden von der eigenen tieferen Wahrnehmung. Auf körperlicher Ebene entwickeln sich Schmerzen im Kopfbereich wie Migräne, Augenschmerzen oder ausstrahlende Kopfschmerzen. Weiterhin kann es zu Albträumen oder Schlafstörungen kommen. Kurzsichtigkeit weist auf die Tendenz hin, bestimmte Dinge einfach nicht sehen zu wollen. Auch Störungen des Nervensystems, des Gehirns und des Gedächtnisses können Anzeichen eines blockierten Stirnchakras sein.

### Möglichkeiten zur Harmonisierung des Stirnchakras

Wenn du einen Zugang zu deinem dritten Auge bekommen möchtest, ist es wichtig, zu lernen, dich wieder auf deine innere Führung zu verlassen. Deiner inneren Welt kannst du dich beispielsweise über die Fantasie nähern. Beobachte deine Träume, deine inneren Bilder und Visionen. Oft können wir uns am Morgen an Träume nicht mehr erinnern, schlichtweg, weil die Aufmerksamkeit nach dem Aufwachen sofort von allen möglichen Dingen in Anspruch genommen wird: Der Tag muss direkt starten und mit ihm die Produktivität und das Funktionieren. Versuche daher, dir nach dem Aufwachen einige Minuten Zeit zu nehmen, um dich – wenn möglich – an deine Träume zu erinnern und sie aufzuschreiben. Wenn du dich mit den Motiven und Themen vertraut machst, die dein Unbewusstes dir auf diese Weise sendet, wirst du viel über dein Seelenleben lernen. Weitere Möglichkeiten, deiner Seele Ausdruck zu verleihen, sind das Aufschreiben von Gedanken, das

Dichten oder andere kreative Ausdrucksformen. Wichtig ist dabei der unverstellte, intuitive Selbstausdruck.

Außerdem lässt sich das Ajna-Chakra durch verschiedene Meditationen und Visualisierungen öffnen. Dabei kannst du tatsächlich kaum etwas falsch machen: Fast jede Meditation führt dich tiefer zu dir selbst und in deine Seele. Eine Technik, die besonders gut funktioniert, nennt sich Tratak. Dabei setzt du dich in einen dunklen Raum und zündest eine Kerze an. Diese Meditation wird mit geöffneten Augen praktiziert. Es gilt, die Kerze zu fokussieren und dabei den Blick möglichst nicht abzuwenden. Auch das Blinzeln sollte vermieden werden. Möglicherweise werden deine Augen dabei anfangen, zu tränen. Versuche dennoch, den Blick entspannt und konzentriert zu halten.

Eine weitere Möglichkeit der positiven Einflussnahme auf das Ajna-Chakra im Alltag ist regelmäßiges Sonnetanken. Vor allem im Winter ist das in unseren Breitengraden natürlich nicht ohne weiteres möglich; umso wichtiger ist es, bei schönem Wetter nach draußen zu gehen und die Sonnenenergie ganz bewusst aufzunehmen. Das hilft im Übrigen nicht nur mit dem Prana, sondern sorgt auch dafür, dass dein Vitamin-D-Speicher gut gefüllt bleibt!

Um deine spirituelle Seite zu stärken, kannst du es dir zur Gewohnheit machen, Bücher über philosophische und spirituelle Themen zu lesen. Auf diese Weise erweiterst du deinen Horizont und kommst mit neuen Ideen und Konzepten in Kontakt. Nimm dir die Zeit, alles auf dich wirken zu lassen und dabei gleichzeitig dein eigenes Leben zu reflektieren. Außerdem werden durch die Lektüre von fiktiven Geschichten deine Fantasie angeregt und deine Vorstellungskraft gefördert.

### Yoga, Mantras, Pranayama

Es wirken besonders jene Asanas auf das Ajna-Chakra, die dabei helfen, den Fokus nach innen zu richten und zur Ruhe zu bringen. Das ist zum einen Balasana – die Stellung des Kindes:

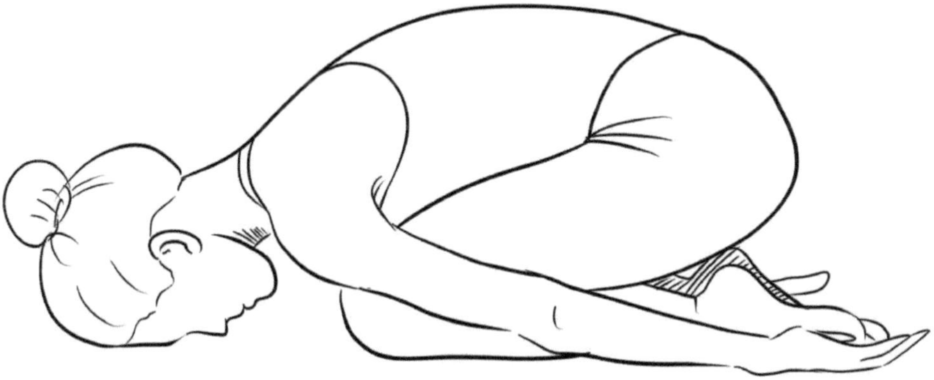

Dabei handelt es sich um eine der regenerativsten Asanas überhaupt. Gerade in Yogastunden, die dynamisch und anstrengend sind, kannst du mit Hilfe der Kindshaltung immer wieder zu dir selbst und zu deinem Atem zurückkehren. Um sie einzunehmen, setzt du dich entspannt auf die Fersen und lehnst dich nach vorn, bis du den Kopf auf dem Boden ablegen kannst. Die Arme streckst du dabei entweder nach vorn aus oder legst sie neben dem Körper ab. Auf diese Weise werden deine Schultern, dein Nacken und dein Rücken gedehnt und entlastet. Der Nacken, der das Gewicht deines Kopfes trägt, kann nun loslassen und entspannen. Falls du das Gesäß nicht ohne Weiteres auf den Fersen ablegen kannst, beispielsweise aufgrund von Problemen in den Knien oder im oberen Rücken, legst du ein Kissen zwischen die Knie, auf dem du dich, etwas erhöht, absetzen kannst.

Eine andere Übung für die Harmonisierung von Ajna ist Garudasana – der Adler:

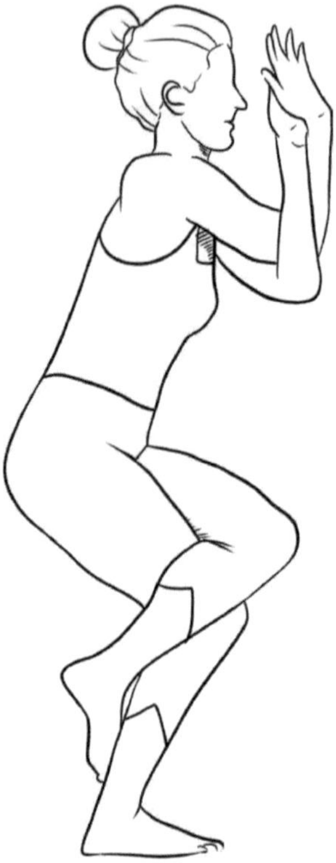

Garuda ist das majestätische Reittier des Gottes Vishnu. Trotz seiner Stärke und Ausdauer stellte Garuda der Sage nach seine Kräfte in den Dienst des Göttlichen. So sind Stärke und Demut zwei Qualitäten, die es durch Garudasana zu entwickeln gilt.

**Übung: Garudasana – der Adler**

1. Stelle dich aufrecht in Tadasana. Deine Füße sind dabei etwa hüftbreit geöffnet und gut geerdet. Mit aufrechtem Oberkörper verlagerst du nun dein Gewicht auf den linken Fuß.
2. Hebe das rechte Bein vom Boden ab und schlage es über das linke. Wenn du kannst, verhake deinen Fuß hinter dem linken Schienbein. Das linke Knie wird dabei gebeugt. Beide Oberschenkel liegen übereinander.

3. Strecke den rechten Arm nach vorn aus, lasse dabei die Handfläche nach oben zeigen. Führe den linken Arm unter den rechten, sodass beide Oberarme übereinanderliegen. Die linke Handfläche zeigt nach unten.
4. Beuge beide Ellenbogen, sodass die Hände nach oben zeigen. Drücke deine Handflächen aneinander, während die Arme ineinander verschränkt sind. Hebe beide Arme so weit nach oben, dass die Ellenbogen etwa auf der Höhe deiner Oberschenkel sind.
5. Wenn möglich, beuge dich mit geradem Rücken ein wenig nach vorn. Halte deine Körpermitte stabil, atme ruhig und gleichmäßig und fokussiere dich dabei auf dein drittes Auge.

Halte die Asana für etwa zehn Atemzüge, bevor du sie wieder auflöst und mit der anderen Seite fortfährst. Anfangs kann Garudasana sich recht intensiv anfühlen. Vermutlich wirst du viel mit deinem Gleichgewicht kämpfen und es auch immer wieder verlieren. Durch die zusammengekrümmte Haltung fühlt es sich im Brustkorb möglicherweise unangenehm eng an. Versuche dann, dich ganz besonders zu entspannen. Lasse dich auf die Übung ein, anstatt gegen sie anzukämpfen. So wirst du merken, dass auch der Druck im Brustkorb mit der Zeit immer weniger wird. Bald wirst du dich stark, kraftvoll und stabil fühlen. Garudasana hilft dir, loszulassen und Ruhe zu bewahren, wenn es im Leben einmal turbulent wird. Diese Asana lehrt dich, wie der majestätische Adler auf den Stürmen des Lebens zu reiten.

### Mantras, Devatas und Mudras

Während du Asanas praktizierst oder auch beim Meditieren kannst du „OM“, das Bija-Mantra des Ajna-Chakras, laut rezitieren oder in deinem Inneren wiederholen. Im Hinduismus gilt OM als Urklang, aus dem das Universum entstanden ist. Er steht für alles, was war, was ist und was noch sein wird. Die Vibrationen, die beim Chanten entstehen, haben die Kraft, Körper, Geist und Seele in Einklang zu bringen. Das Symbol von Ajna-Chakra ist ein zweiblättriger Lotus, der die Dualität zwischen Körper und göttlichem Bewusstsein abbildet.

Die Devatas des Stirnchakras heißen Sadashiva und Hakini. Sadashiva ist ein Beiname von Shiva und bedeutet so viel wie „der Gute“ oder „der Glückverheißende“. Er wird mit fünf Gesichtern und insgesamt zehn Armen dargestellt. Die Gesichter repräsentieren fünf kosmische Taten: Schöpfung, Erhaltung, Vernichtung, Verschleierung und Erlösung. Sadashiva ist der Aspekt von Shiva, der stets glücklich und wohlwollend ist, also die Fähigkeit hat, unabhängig von äußeren Einflüssen zufrieden zu sein. Das Glück und die Zufriedenheit entstehen aus der inneren, nicht der äußeren Welt. Dieses göttliche Prinzip erinnert uns daran, dass es weniger darum geht, was im Leben passiert, als vielmehr darum, wie wir darauf reagieren. Innere Gleichmut und Freude sind Eigenschaften, zu denen das Ajna-Chakra uns verhelfen kann.

Hakini ist eine mondweiße Göttin, die ein Buch, einen Schädel, eine Trommel und eine Rudraksha-Mala in den Händen hält – eine Gebetskette aus Rudraksha-Samen, die Schutz vor negativen Einflüssen bieten soll. Diese Samen werden auch „Tränen Shivas“ genannt. Der Sage nach weinte Shiva über das Unheil und die Leiden dieser Welt, woraufhin die Tränen als Samen des heiligen Rudraksha-Baumes auf die Erde fielen, um den Menschen Trost zu spenden. Hakini macht dazu mit ihren Händen Gesten der Segnung und der Beschwichtigung.

Um dein Ajna-Chakra zu stärken, kannst du während deines Alltags regelmäßig das nach ihr benannte Hakini-Mudra mit deinen Händen formen.

**Mudras** sind Gesten, hauptsächlich der Hände und der Füße, die den Energiefluss lenken. In Indien sind sie deutlich weiter verbreitet als im Mainstream-Yoga, wo sie noch wenig integriert sind. Das bekannteste ist das sogenannte Anjali-Mudra. Vielleicht kennst du es auch unter dem Namen „Namaste“. Dabei werden beide Handflächen aneinandergelegt und in Gebetshaltung vor das Herz gebracht. Es ist häufig Teil der Begrüßung und Verabschiedung in Yogastunden.

Das Prinzip hinter den Mudras ist, dass jeder Finger für ein bestimmtes Chakra und ein Element steht:

Der Daumen steht für das Feuer-Element und ist mit dem Manipura-Chakra verbunden.

Der Zeigefinger steht für das Luft-Element und ist mit dem Anahata-Chakra verknüpft.

Der Mittelfinger gehört zum Vishuddha-Chakra und zum Element Äther.

Erd-Mudras sind mit dem Ringfinger verbunden und stehen für das Muladhara-Chakra.

Wasser-Mudras nutzen den kleinen Finger und aktivieren das Svadhisthana-Chakra.

Zuletzt gibt es noch Mudras, bei denen die Handfläche beteiligt ist. Diese gehören zum Ajna-Chakra.

Indem die Finger in verschiedener Weise aneinandergelegt werden, sollen die dazugehörigen Chakras und deren Themen aktiviert werden. Dabei gibt es keine konkrete Angabe dafür, wie lange ein bestimmtes Mudra gehalten werden soll. Du kannst einzeln mit den Mudras arbeiten oder sie in Atemübungen und Meditationen einbinden. Halte für den Anfang ein bestimmtes Mudra einfach für ein paar Atemzüge und beobachte dabei aufmerksam, was passiert und wie es sich anfühlt.

### Übung: Das Hakini-Mudra

Das Hakini-Mudra gehört also zu jener Göttin, die dem Ajna-Chakra zugeordnet ist. Bei diesem Mudra berühren sich alle zehn Fingerspitzen. Dabei sind die Finger jedoch nicht aneinandergelegt, sondern haben einen gewissen Abstand voneinander.

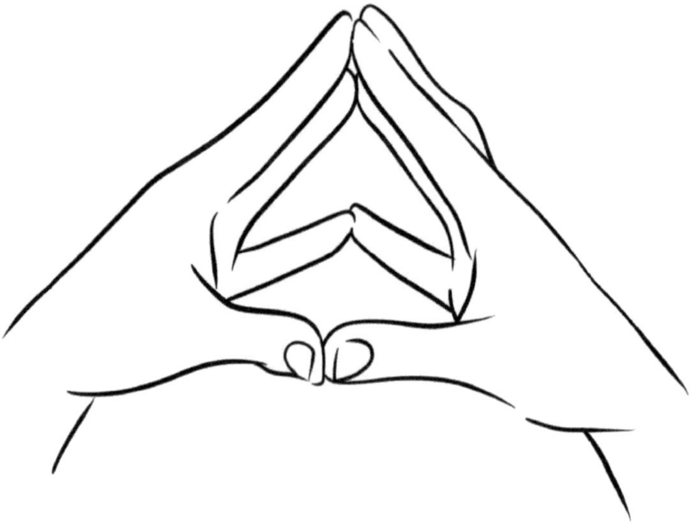

Das Hakini-Mudra symbolisiert, dass alle Elemente zu einer Einheit kommen. Es erinnert außerdem daran, wie die wichtigsten Nadis im Ajna-Chakra zusammenlaufen. Während du die Handhaltung einnimmst, stellst du dir vor, wie das Prana in deinen Fingerspitzen zusammenläuft. Gleichzeitig kannst du dir einen Ball aus Energie vorstellen, der zwischen deinen Handflächen entsteht. Visualisiere diesen Ball als helles Licht oder als Feuerball. Während du dieses Energiefeld zwischen den Handflächen spürst, stellst du eine Verbindung zum dritten Auge her. Vielleicht nimmst du nun auch dort pulsierende Energie wahr. Halte für einige Atemzüge und chante dabei das Mantra „OM".

Unter den Pranayamas wirkt insbesondere die Wechselatmung harmonisierend auf das Stirnchakra, da sie insgesamt einen ausgleichenden Effekt auf Körper und Geist hat. Du kannst dabei dein Stirnchakra zusätzlich ansprechen, indem du mit Visualisierungen arbeitest. Stelle dir bei der Einatmung vor, wie du das Prana aus dem Boden in dein drittes Auge ziehst. Während der Anhaltephase lässt du es dort pulsieren und ausatmend gibst du es über die andere Seite wieder an den Boden ab. Dann nimmst du „frische" Energie über die zweite Seite auf, lässt sie pulsieren und gibst sie wieder über die erste Seite ab. Wiederhole dies für ein paar

Minuten und stelle dir vor, dass das Prana im dritten Auge mit jedem Mal stärker pulsiert. Alternativ kannst du es dir als indigoblaues Licht visualisieren, das aus deinem dritten Auge strahlt und immer heller wird.

### Exkurs: Zirbeldrüse und Fluorid

Im Zusammenhang mit dem Ajna-Chakra spielt die Zirbeldrüse eine wichtige Rolle. Diese wenige Zentimeter große Drüse steuert die Synthese von Melatonin und hat somit, wie schon erwähnt, einen maßgeblichen Einfluss auf den Schlaf-wach-Rhythmus. Doch Melatonin macht viel mehr, als nur den Schlaf zu beeinflussen. Es hat enorme Auswirkungen auf sämtliche Organe im Körper und auf das Immunsystem. Der Körper braucht einen guten Schlaf, um kleine Schäden an Muskeln und Knochen zu reparieren sowie Schadstoffe aus dem Körper auszuleiten. Damit alles problemlos funktioniert, müssen sowohl die Prozesse, die tagsüber stattfinden, als auch die nächtlichen gut aufeinander abgestimmt sein. So wie wir Menschen Sonnen- und Mondenergie unterworfen sind, brauchen wir gleichermaßen Regeneration und Aktivierung, um langfristig gesund zu bleiben. Zudem spielt Melatonin eine wichtige Rolle in seiner Funktion als Entzündungshemmer. Krankheiten mit entzündlichen Prozessen, etwa Darmerkrankungen oder Hashimoto Thyreoiditis, die chronische Entzündung der Schilddrüse, gehen oft mit einem Melatonin-Ungleichgewicht einher.

Ganz besonders interessant ist die Zirbeldrüse aus spiritueller Sicht, da sie sowohl mit dem sechsten als auch mit dem siebten Chakra eng verbunden ist. So hat sie nicht nur einen großen Einfluss auf das psychische Wohlbefinden, sondern auch auf das Bewusstsein und das Maß an innerer Klarheit und Bewusstheit. So hat eine Person mit einer gut funktionierenden Zirbeldrüse einen guten Draht zu ihrem Unterbewusstsein, ihren Träumen und ihrer inneren Weisheit.

In der jüngeren Vergangenheit wurde die Wissenschaft auf die mögliche Verkalkung der Zirbeldrüse aufmerksam. Zusätzlich hat das moderne

Leben dazu geführt, dass die Zirbeldrüse heute deutlich kleiner ist als bei unseren Vorfahren – möglicherweise ein weiteres Zeichen dafür, dass in unserer heutigen Gesellschaft andere Werte eine Rolle spielen als Spiritualität und Weitsicht. Die Zirbeldrüse ist eines der am besten durchbluteten Organe im Körper und darum auch besonders anfällig für Verkalkungen. Durch Umweltgifte, ungesunde Ernährung und insbesondere Fluorid kann sie über die Zeit verhärten und in ihrer Funktion beeinträchtigt sein. Erste Einschränkungen können sich bereits um die zwanzig zeigen, bei manchen Menschen sogar schon früher. Diese Veränderungen können glücklicherweise rückgängig gemacht werden, indem du deine Zirbeldrüse aktiv entkalkst. Für jede Form der Entgiftung ist es wichtig, dass du auf einen gesunden Lebensstil mit ausreichend Ruhe und Entspannung achtest. Außerdem gilt es, Fluor, die Hauptursache für die Verkalkungen, zu vermeiden und auszuleiten. Fluor ist hauptsächlich in Zahnpasta und Salz enthalten. Hier kannst du es relativ einfach vermeiden, indem du auf alternative Produkte zurückgreifst. Nutze beispielsweise Natron, Teebaumöl, Xylit oder Kokosöl zum Ölziehen, um deine Zähne und deinen Mundraum zu pflegen.

Auch in normalem Mineralwasser sind oft zusätzliche Fluoride enthalten, achte beim Kauf darauf. Leitungswasser wird in den meisten europäischen Ländern, so auch in Deutschland, nicht fluoriert. Um sicherzugehen, kannst du bei deiner lokalen Wasserversorgung einmal nachfragen. Etwas schwieriger zu vermeiden sind Fluoride in Schädlingsbekämpfungsmitteln, die in der herkömmlichen Landwirtschaft weit verbreitet sind. Optimal ist es daher, wenn du hauptsächlich auf Obst und Gemüse aus ökologischer Landwirtschaft zurückgreifst. Manche Biohöfe bieten beispielsweise die Möglichkeit der regelmäßigen Kiste mit saisonalen Produkten. So weißt du, woher dein Essen kommt, und kannst noch dazu kleinere Betriebe mit deiner Kaufkraft unterstützen. Wenn deine Zirbeldrüse bereits verkalkt ist oder du aus finanziellen oder anderen Gründen nicht auf fluoridhaltige Lebensmittel verzichten kannst, solltest du regelmäßig ausleitende Maßnahmen durchführen. Dabei musst du keine komplizierten Diäten machen oder auf etwas verzichten. Stattdessen gibt es verschiedene natürliche Stoffe, die dabei helfen, die Zirbeldrüse von Fluor zu befreien. Das sind zum Beispiel grüner Tee, Borax, Kurkuma oder MSM (Methylsulfonylmethan, ein natürlicher Schwefelspender). Im Ayurveda spielt die Tamarinde, das sind die Früchte bzw. Schoten des Tamarindenbaumes, eine wichtige Rolle bei der Entgiftung. Die leicht säuerliche Note dieser „Indische Dattel" verleiht der in Europa bekannten Worcestersauce ihren charakteristischen Geschmack. In der asiatischen Küche werden die Blüten in Salaten verzehrt und Tamarindenpaste wird in sämtlichen traditionellen Curry- und Chutney-Gerichten eingesetzt. Tamarinde besitzt antibakterielle und immunstärkende Eigenschaften und kann jüngsten Studien zufolge auch Fluorid aus dem Körper ausleiten und selbst aus den Knochen lösen. Nach dem Lösen wird es über den Urin ausgeschieden. Die genaue Dosierung ist allerdings noch nicht abschließend erforscht. Tamarinde kann leicht abführend wirken, weswegen du es nicht in höheren Dosen zu dir nehmen solltest. Etwas Tamarindenpaste oder Essig täglich in deine Rezepte zu integrieren, sollte jedoch zu keinen Problemen führen und stattdessen deine Gesundheit auf vielfältige Weise bereichern. In ein normales Curry-Gericht kannst du problemlos einen Teelöffel Tamarindenpaste pro Portion hinzufügen. Eine letzte Möglichkeit zur Ausleitung von Fluorid und anderen Giftstoffen ist das Schwitzen. Gehe regelmäßig in die Sauna oder wohne einer Schwitzhütten-Zeremonie bei. Auf diese Weise werden Giftstoffe über den Schweiß ausgeschieden und aus dem Körper geleitet. Es ist wichtig, dass du öfter den Schweiß abwischst und viel trinkst, da es sonst zu einer Rückresorption der Giftstoffe über die Haut kommen kann.

Der möglicherweise wichtigste Aspekt zur Stärkung und Reinigung deiner Zirbeldrüse ist jedoch die spirituelle Praxis. Meditiere mit Fokus auf dein drittes Auge, praktiziere Atemübungen, gehe in eine Kundalini-Yogastunde und lerne, Spiritualität in deinen Alltag zu integrieren. So wird dein Ajna-Chakra besonders aktiviert und gestärkt. Belohnt wirst du mit tiefen Meditationen, ruhigem Schlaf und bewusstseinserweiternden Erfahrungen.

### Aromatherapie und Edelsteine

Heilsteine, die das Ajna-Chakra aktivieren, sind der Turmalin, der blaue Saphir, Lapislazuli und Amethyst. Hauptsächlich handelt es sich um dunkelblaue und violette Steine. Am stärksten entfalten sie ihre Wirkung, wenn du sie dir während einer Meditation oder Entspannungsübung im Liegen direkt in der Mitte der Stirn, also auf Höhe deines dritten Auges, auflegst.

Ätherische Öle aus Veilchen, Lemongras oder Rose können in der Aromatherapie genutzt werden. Auch Lorbeer, Salbei, Weihrauch, Majoran, Rosmarin und Sandelholz sind sinnvoll. Wenn du deine höheren Chakren durch Aromatherapie anregst, solltest du jedoch stets darauf achten, dass die unteren bereits geöffnet sind. Nur so erhält deine spirituelle Öffnung die nötige Erdung und Bodenhaftung. Ohne Erdung besteht die Gefahr, im wahrsten Sinne des Wortes abzuheben. Es kann dann passieren, dass du dich in feinstofflichen Sphären verwirrst, ohne eigentlich bereit dafür zu sein. In diesem Fall kommt es mitunter zu diversen psychischen Problemen, die sich bis hin zu Psychosen ausweiten können. Keine Sorge – dies kommt keineswegs häufig vor. Die meisten Menschen spüren intuitiv, was sie brauchen, und hören eher mit der Praxis auf, als dass es zu tiefgreifenden Problemen kommt. Mache dir dennoch immer bewusst, dass ein spirituelles Leben nur mit Hilfe einer guten Bodenhaftung funktionieren kann. Wenn du das Gefühl hast, in der Arbeit mit den höheren Chakren den Boden unter den Füßen zu verlieren, dann gehe zurück zum Ursprung und arbeite eine Weile intensiv mit deinem Wurzelchakra.

### Ernährung und Rezeptteil

Nahrungsmittel für das Ajna-Chakra sind solche mit vielen Omega-3-Fettsäuren, beispielsweise Fisch, Nüsse, Leinsamen oder Algen. Außerdem gehören viele Beerensorten wie Erdbeeren oder Heidelbeeren zum Ajna-Chakra, da sie Antioxidantien enthalten, die das Gedächtnis stärken. Auch dunkle Schokolade, koffeinhaltige Getränke und Kakao kannst du dir in Maßen gönnen. Um zu mehr Geistesklarheit zu gelangen, kann es auch sinnvoll sein, eine längere Fastenkur einzulegen. Es gibt verschiedene Fastenarten und du solltest dich vorab gut informieren, welche für dich geeignet ist. Während manche Menschen nämlich problemlos mehrere Wochen auf feste Nahrung verzichten können, sollten andere lieber sanftere Fastenarten wie Intervallfasten oder Basenfasten wählen. Alle Typen haben jedoch gemeinsam, dass sie den Körper entgiften und dessen Selbstheilungskräfte aktivieren. Während des Fastens können Momente großer geistiger Klarheit erlebt werden.

Für den Alltag außerhalb von Fastenkuren habe ich ein Rezept für einen schnellen Snack für dich, mit dem du deinem Ajna-Chakra den extra Kick Energie geben kannst. Es enthält viele Zutaten, die die Konzentration stärken können und dabei helfen, Stress zu reduzieren.

**Rezept: Energy Balls**

**Zutaten**

| | |
|---|---|
| 200 Gramm Datteln | 2 Esslöffel Ahornsirup |
| 200 Gramm Walnüsse | etwas Zimt |
| 2 Esslöffel Kakao | 1 Esslöffel Chiasamen |

1. Hacke Datteln und Walnüsse mit Hilfe einer Küchenmaschine in kleine Stücke.
2. Gib die restlichen Zutaten dazu und vermische alles kräftig, bis ein klebriger Teig entsteht.
3. Forme kleine Bällchen, die du für eine halbe Stunde im Kühlschrank fest werden lässt.
4. Bei Bedarf kannst du die Bällchen noch in Chiasamen oder ein paar Kokosraspeln wälzen.

## Zusammenfassung

| Name | Ajna-Chakra, Stirnchakra, 6. Chakra |
|---|---|
| Lage | in der Mitte der Stirn, zwischen den Augenbrauen, auf Höhe des „dritten Auges“ |
| Entwicklungsalter | 35 bis 42 Jahre |
| Lebensthemen | Konzentration, geistige Klarheit, Spiritualität, Feinsinnigkeit, Fokus |
| Körpersinn | Denken, übersinnliche Wahrnehmung |
| körperliche Symptome bei Ungleichgewicht | Kopfschmerzen und Migräne, Augenschmerzen, Hormonstörungen |
| psychische Symptome bei Ungleichgewicht | Verkopftheit, fehlende Intuition, Psychosen und Wahn |
| Farbe | Indigo/Violett |
| Element | Geist |
| Asanas | Balasana, Garudasana |
| Pranayama | vollständige Yogaatmung mit Hakini-Mudra, Wechselatmung |
| Bija-Mantra | OM |
| Gottheit | Sadashiva (Shiva), Hakini |
| Edelsteine | Turmalin, blauer Saphir, Lapislazuli und Amethyst |
| Aromatherapie und Räuchern | Veilchen, Lemongras, Rose, Lorbeer, Salbei, Weihrauch, Majoran, Rosmarin und Sandelholz |
| Ernährung | Omega-3-Fettsäuren (Fisch, Nüsse, Leinsamen, Algen), Beerensorten (Erdbeeren, Heidelbeeren), dunkle Schokolade, koffeinhaltige Getränke, Kakao, Fastenkuren |

## Das Sahasrara-Chakra: Das Kronenchakra

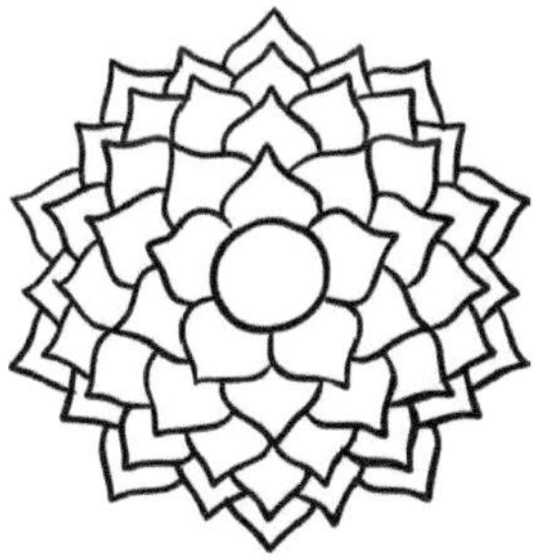

Nun sind wir bereits beim siebenten und letzten Chakra angelangt: dem Kronenchakra am obersten Scheitelpunkt. Während die unteren Chakren uns eher mit dem Boden und dem Grobstofflichen verbinden, werden die Energiezentren nach oben hin immer feinstofflicher und ätherischer. So stellt das Kronenchakra als oberster Punkt die Verbindung zum Göttlichen und die Transzendenz des Individuums dar. Viele Meditierende berichten, wenn sie tief in die Meditation versunken sind, plötzlich das Gefühl zu haben, mit allem eins zu sein. Das ist Transzendenz, die Auflösung der eigenen Körpergrenzen, Emotionen, Gedanken, Erinnerungen, Empfindungen und das Aufgehen im großen Ganzen, im Universum, im göttlichen Bewusstsein: Erleuchtung. Das Kronenchakra ermöglicht dir tiefe spirituelle Erfahrungen und Ekstase. Es öffnet dir den Zugang zu einer höheren, wortlosen und endlosen Weisheit, die Verbindung zwischen endlichem Körper und unendlichem Bewusstsein, die Auflösung der Dualität und des Egos. All dies passiert, wenn die Nadis gereinigt und die Chakren aktiviert sind. Dann kann nämlich die Kundalini Shakti, die zusammengerollt im Muladhara-Chakra geschlummert hat, aufwachen und bis nach oben zum Sahasrara-Chakra aufsteigen.

Als Zugang zum Universum befindet sich das Sahasrara-Chakra einige Zentimeter über deinem physischen Körper. Es strahlt um den Scheitelpunkt des Kopfes herum nach oben hin aus und ist energetisch mit dem Muladhara-Chakra verbunden. Wenn du dich höheren Sphären öffnest, ist es wichtig, gleichzeitig auch den Kontakt zu deinen Wurzeln nicht zu verlieren. Dies ist der Spagat, der in der Arbeit mit dem Sahasrara-Chakra nötig ist.

Die Farbe des Kronenchakras ist Violett, das zwischen dem Blau des Himmels und dem Rot der Erde vermittelt, zwischen Geist und Körper, zwischen Individuum und göttlichem Bewusstsein. Violett hat die höchste Wellenlänge im sichtbaren Farbspektrum und gilt als sehr spirituelle Farbe. Für die Hindus ist im Sahasrara-Chakra der Sitz von Shiva in seiner abstrakten Form – als reines Bewusstsein. Sahasrara soll alle Farben des Regenbogens annehmen und bei jedem Menschen in einer anderen, individuellen Farbe oder Farbkombination leuchten können.

Auf körperlicher Ebene ist auch dieses Energiezentrum, so wie das Ajna-Chakra, mit der Zirbeldrüse, der Hypophyse, und dem Hypothalamus verbunden. Ähnlich wie das Stirnchakra reguliert es den Schlaf-wach-Rhythmus und das vegetative Nervensystem. Aufgrund seiner Spezialisierung auf spirituelle Fähigkeiten ist das siebente eng mit dem sechsten Chakra verbunden. Die Intuition, die im Ajna-Chakra entwickelt wird, verfeinert sich im Sahasrara-Chakra weiter und findet letztlich ihren höchsten Ausdruck. Im Gegensatz zu den anderen Chakren hat Sahasrara jedoch deutlich weniger Symbole und Entsprechungen. Hauptsächlich steht es für das spirituelle Erwachen, das das Zusammenspiel aller anderen Chakren sowie der Körper-Geist-Seele-Einheit benötigt. Das Symbol besteht aus einem tausendblättrigen Lotus, der die Verbindung zum Göttlichen darstellt. Wenn du das Sahasrara-Chakra stärken möchtest, musst du zunächst mit allen anderen Chakren arbeiten. Das Kronenchakra ist außerdem der Punkt, an dem die Sushumna, die größte und wichtigste Energiebahn, ihr Ende findet. Wenn ein fortgeschrittener Yogin oder eine fortgeschrittene Yogini das Tor zum Tod überschreitet, bricht dieses Chakra auf und das Prana strömt ins Unendliche.

## Das harmonische Kronenchakra

Menschen, deren Kronenchakra aktiviert wurde, strahlen oft eine ganzheitliche Zufriedenheit und innere Glückseligkeit aus. Dies hat nicht zuletzt auch damit zu tun, dass für die Aktivierung des Sahasrara-Chakras, wie gesagt, zunächst alle anderen sechs Chakren ausgeglichen und geöffnet sein müssen. Ist Sahasrara aktiv, ist ein übersinnlicher Kontakt zum höchsten Bewusstsein möglich. Wer diesen Kontakt einmal erfahren durfte, ist für immer verändert – tiefe Ruhe breitet sich aus und auch die Angst vor dem Tod wird transformiert. Dieses Chakra symbolisiert das höchste Ziel des Yoga – Samadhi, die Selbstverwirklichung. Wer selbstverwirklicht ist, erreicht Moksha, die Befreiung, und das Ausbrechen aus dem endlosen Kreislauf der Wiedergeburten. Der Geist wird vollkommen still. Wer ein aktives Kronenchakra hat, kann sich auf eine sichere Intuition und auf ein tiefes Verstehen der Welt und aller Entitäten in ihr berufen. Er oder sie hat die Fähigkeit, subtilere Lebenszusammenhänge zu begreifen und auch Dinge vorauszusehen, die in der Zukunft liegen. Nur sehr wenige Menschen erreichen diesen Zustand. Oft braucht es – im Sinne des Hinduismus und der Veden – viele Inkarnationen, bis jemand so weit ist, das Sahasrara-Chakra wahrhaftig öffnen zu können.

## Das blockierte Kronenchakra

Menschen, die keinen rechten Kontakt zu ihrem Kronenchakra haben, fühlen sich im Leben oft orientierungslos und verloren. Auch wenn sie von außen betrachtet erfolgreich sind – vielleicht Karriere machen oder eine Familie gründen –, fehlt das Gefühl von Bedeutung und tieferem Sinn. Innerlich gibt es eine Art geistige Leere, die sich in späteren Jahren als Lebenskrise, auch Midlife-Crisis, äußern kann. Der Kontakt zum Göttlichen und zur eigenen Spiritualität kann unter Umständen durch traumatische Erlebnisse verloren gegangen sein. Wenn tiefere Erfahrungen nicht zugelassen werden können, steigt die Wichtigkeit von materiellen Dingen und äußerem Erfolg. Solche Menschen definieren sich über das, was es im Außen zu erreichen gibt – fühlen sich jedoch abgeschnitten vom Leben, sodass sie sich kaum über die Erfolge freuen können und diese im Grunde bedeutungslos sind.

Ein blockiertes Kronenchakra fühlt sich taub und passiv an und in der Meditation gelingt nur schwer eine Verbindung. Im Alltag fühlst du dich chronisch müde und ausgelaugt. Vielleicht fehlt dir auch die Motivation – du hast wenig Antrieb, weil es nichts gibt, über das du dich aus tiefstem Herzen freuen kannst. Dann wirst du möglicherweise viel prokrastinieren und es einfach nicht schaffen, die Dinge zu erledigen, die du dir vorgenommen hast. Dir wird schnell langweilig und die fehlende Verbindung zu dir selbst führt zu einem Gefühl tiefer Einsamkeit. Auf geistiger Ebene zeigen sich Rigidität und Egoismus. Innere Entwicklung und selbstreflexive Arbeit sind schwierig. Es fehlt Empathie – sowohl sich selbst als auch anderen gegenüber – und das Empfinden für Menschlichkeit, Werte, Moral und Ethik. Menschen, die viel Stress haben, können auch ein überaktives Kronenchakra entwickeln. Sie nehmen die eigenen Gefühle und Empfindungen kaum mehr wahr, verlieren den Kontakt zur grobstofflichen Welt und bewegen sich stattdessen in ätherischen Sphären. Manchmal entwickeln sich in diesem Zusammenhang wahnhafte Zustände oder obsessive Gedanken. Es wird eine extreme Spiritualität praktiziert, die nicht im eigenen Leben verankert ist und kein Teil des eigenen Wesens ist. Das kann zu Entfremdung von den Mitmenschen führen.

### Möglichkeiten zur Harmonisierung des Kronenchakras

Da ein offenes Kronenchakra erst erreicht werden kann, wenn alle anderen Chakren aktiv sind, ist es wichtig, dass du zunächst eine ausgewogene spirituelle Praxis etablierst. Beginne einfach mit den Praktiken, die sich für dich stimmig anfühlen. Egal, ob du dir in deiner Wohnung einen Altar einrichtest, vor dem du meditierst, ob du mit dem Yoga anfängst, Mantras singst oder dich einer spirituellen Gemeinschaft anschließt – mache dich auf den spirituellen Weg und erfahre, welche wundervollen Veränderungen er für dich bereithält. Indem du dich ausgiebig mit deinen Chakren beschäftigst, wirst du spüren, wo deine Baustellen liegen, sodass du sie Stück für Stück transformieren kannst. Auf diesem Weg findest du immer mehr zu Ganzheit und innerer Klarheit.

Alle Chakren reagieren positiv auf den Aufenthalt im Grünen. Auch wenn wir modernen Menschen oft einen wenig natürlichen Lebensstil pflegen, sind wir doch immer noch Teil der Natur. Unser Körper und unsere Psyche blühen im Wald regelrecht auf. Das Nervensystem kann sich regenerieren, der Atem wird ruhiger und das Gedankenkarussell verlangsamt sich. Versuche daher, dich für die Harmonisierung von Sahasrara und für dein gesamtes Energiesystem so viel wie möglich in der Natur aufzuhalten. Gehe spazieren, mache eine Gehmeditation im Wald oder verlege deine tägliche Meditationspraxis nach draußen an einen Bach oder einen See. Tanke genug Sonnenlicht und lass dir den Wind um die Nase wehen. Sei draußen – mit allen Sinnen und deinem ganzen Sein.

### Farben, Düfte, Edelsteine

Du hast gehört, dass Sahasrara durch die Farbe Violett harmonisiert wird. Versuche also, dich mit violetten Dingen zu umgeben, dich in dieser Farbe zu kleiden oder sie in dein Zuhause zu holen. Pflanze ein paar violette Stiefmütterchen in deinem Balkonkasten an oder lege dir duftende Lavendelzweige ans Bett. Lavendel lässt dich am Abend zur Ruhe kommen und besser schlafen. Violett ist übrigens eine gute Farbe für das Schlafzimmer – zumindest in Hell oder Pastell. Dunklere und gesättigte Farbtöne solltest du wegen ihrer anregenden und aktivierenden Wirkung hingegen im Schlafzimmer nur sparsam verwenden.

Lavendel wirkt auch als ätherisches Öl aktivierend auf dein Sahasrara-Chakra, ebenso wie Jasminöl. Weitere Düfte, die mit dem Sahasrara-Chakra assoziiert werden, sind Weihrauch, Geranie und Rosenholz.

Sahasrara benötigt Ruhe, Stille und Entspannung, um sich entfalten zu können. Besonders wohltuend ist es daher, wenn du dir ein Vollbad einlässt und ein paar ätherische Öle als Duftstoffe hinzugibst oder deine Haut anschließend mit einer duftenden Bodylotion verwöhnst.

Heilsteine für das Kronenchakra sind beispielsweise Amethyst, Azurit, Gold und Bergkristall. Wie bei jedem anderen Chakra auch entfalten sie ihre Wirkung am besten, wenn du sie direkt auf den Körper auflegst oder sie beim Meditieren in der Hand hältst.

### Shiva-Gayatri-Mantra

Das Sahasrara-Chakra hat als einziges Chakra kein zugehöriges Bija-Mantra. Sein Klang ist die Stille. Meditationen auf das Sahasrara-Chakra sind daher meist formlos und konzentrieren sich auf Gefühle der Weite und Freiheit. Oft geht es darum, die eigenen Gedanken zur Ruhe zu bringen. Sie sind Repräsentationen unseres Egos und der Dualität. Das universelle göttliche Bewusstsein kennt keine Gedanken mehr; hier gibt es nur reine Energie, reines Bewusstsein, das wir durch das Sahasrara-Chakra erfahren können. Dennoch ist dieses Chakra gut durch Mantras erreichbar. Vor allem Shiva-Mantras sind geeignet, es zu öffnen und zu stärken, zum Beispiel „Om Namah Shivaya“ oder das Shiva-Gayatri-Mantra. Gayatri steht für ein bestimmtes Versmaß, das in verschiedenen Mantras verwendet wird. Mit *dem* Gayatri-Mantra, einem der ältesten und mächtigsten Mantras, ist ein bestimmter, sehr bekannter Gesang gemeint, für viele Hindus eine Art tägliches Gebet. Es richtet sich an keine bestimmte Gottheit, sondern an die Sonne als Repräsentation des höchsten Bewusstseins. Zusätzlich gibt es jedoch auch für fast jede Hindu-Gottheit ein Gayatri-Mantra, mit dem die Lichtenergie des jeweiligen göttlichen Aspektes angerufen werden kann.

Es heißt, Shiva in seiner reinsten Form sei im Sahasrara-Chakra verortet, weshalb sich Shiva-Mantras auch zu seiner Aktivierung eignen. Der Text des Shiva-Gayatri-Mantras geht folgendermaßen:

oṃ tatpuruṣāya vidmahe

mahādevāya dhīmahi

tanno rudraḥ pracodayāt

Übersetzt etwa so: „Lass mich das große Bewusstsein erkennen, über das große Bewusstsein meditieren. Großartiger Gott, ich meditiere über dich, gib mir Klarheit. O Rudra, erleuchte mich und inspiriere mich." Rudra ist ein Beiname von Shiva, der für einen bestimmten Aspekt dieser Gottheit steht.

Das Mantra kann in verschiedenen Melodien rezitiert werden. Am besten, du siehst dir ein paar Aufnahmen im Internet an und entscheidest, welche Melodie und welcher Rhythmus sich für dich am stimmigsten anfühlen. Alternativ kannst du auch auf den Text meditieren und schauen, welche Melodie intuitiv ihren Weg zu dir findet.

### Yoga zur Harmonisierung des Sahasrara-Chakras

Eine Asana, die wirklich jede und jeder ausüben kann, ist Shavasana, die Yoga-Tiefenentspannung. Sie bildet häufig den Anfang und das Ende einer Yogastunde: Du legst dich dafür flach auf den Rücken, öffnest die Füße etwa hüftbreit und legst die Hände locker, mit den Handflächen nach oben, neben dir auf dem Boden ab. Zu Entlastung des unteren Rückens kannst du eine gerollte Decke unter deine Knie legen. Dadurch, dass der ganze Körper ausgestreckt daliegt, kann das Prana alle Chakren gleichmäßig durchfließen. Du nimmst eine Körperhaltung ein, die entspannt ist und gleichzeitig aufnahmebereit. Shavasana hat eine unglaublich hingebungsvolle Qualität: Du öffnest dich für die Energie, die durch dich hindurchfließen möchte.

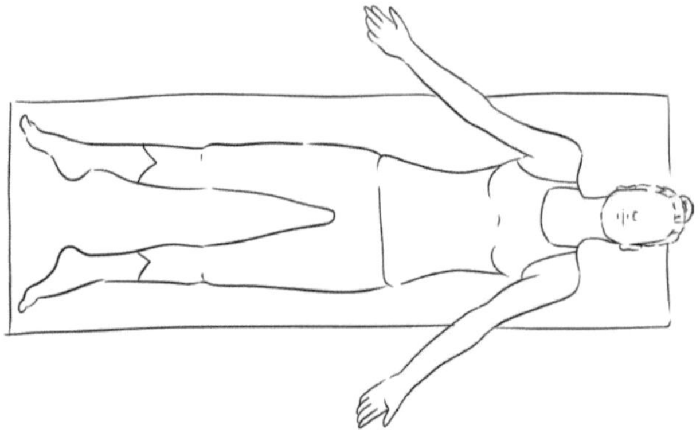

Fortgeschrittene Yogins und Yoginis können außerdem Shirshasana, den Kopfstand, üben. Durch die besonders gute Durchblutung des Kopfes kann Shirshasana das Sahasrara-Chakra aktivieren. Übe den Kopfstand jedoch nur dann, wenn du keine Probleme mit der Halswirbelsäule und keine starken Nackenverspannungen hast. Sonst solltest du dich diesen zuerst zuwenden und sie, wenn möglich, auflösen. Der Yogakopfstand wird mit den Unterarmen auf dem Boden aufgebaut:

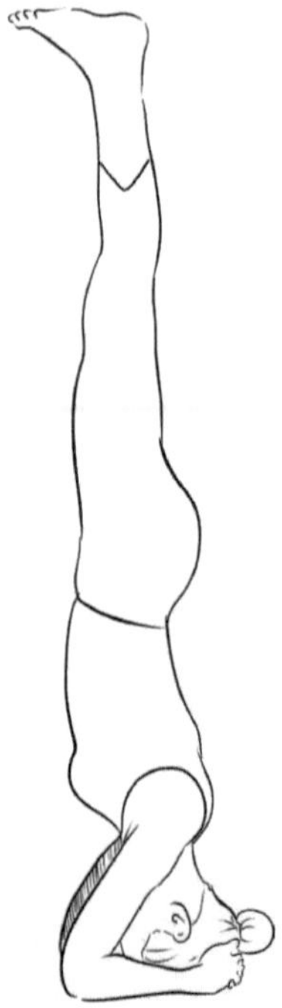

Durch den Druck auf die Unterarme entlastest du deine Halswirbelsäule und das Gewicht wird gleichmäßig verteilt. Bis du ihn sicher beherrschst, ist es besser, den Kopfstand unter Aufsicht zu üben. Auch Hilfestellungen sind eine gute Möglichkeit, wenn du dich noch etwas wackelig fühlst: Jemand steht hinter dir und hält dich bei Bedarf. Alternativ kannst du an einer Wand oder einer anderen Stütze üben. Halte die ersten Male nur für einige Atemzüge, um deinen Nacken an das Gewicht zu gewöhnen. Mit der Zeit wirst du dich immer etwas steigern können, ohne zu verkrampfen.

Eine letzte Asana zur Harmonisierung des Kronenchakras ist Padmasana, der Lotussitz. Da er so viel Stabilität und Erdung bietet, ist er optimal für die Meditation geeignet. Du begibst dich zunächst in einen normalen Schneidersitz. Anschließend ziehst du sanft den rechten Fuß auf den linken Oberschenkel und den linken Fuß auf den rechten Oberschenkel.

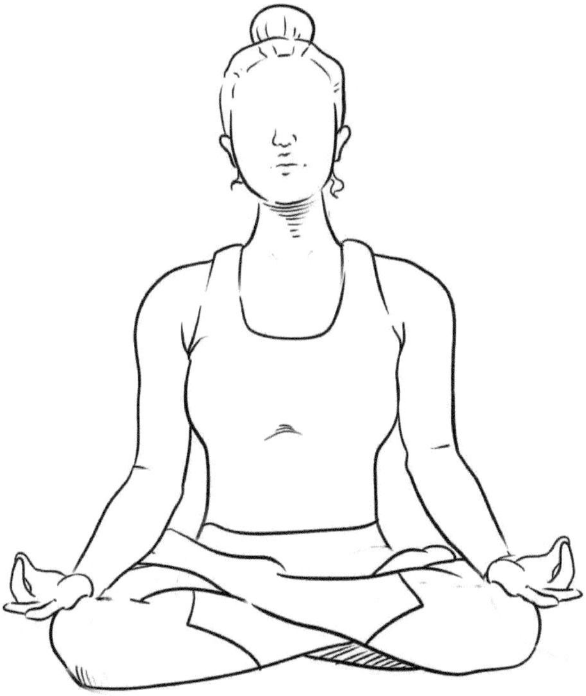

Auch der Lotussitz ist eher etwas für fortgeschrittene Übende. Fehlt die nötige Flexibilität in der Hüfte, werden nämlich Knie- und Fußgelenke stark beansprucht. Gehe also nur in den Lotussitz, wenn du dabei keine Schmerzen hast. Um deine Hüfte zu dehnen und die nötige Flexibilität zu erlangen, kannst du zunächst in Baddha Konasana, den Schustersitz, kommen. Diese Asana habe ich bereits im Kapitel zur Stärkung des Wurzelchakras beschrieben. Übe so lange, bis du spürst, dass du deine Füße bequem – ohne Druck auf den Knien zu haben – zu dir heranziehen kannst.

Zusätzlich kannst du mit Pranayama viel bewirken. Die Wechselatmung trägt, wie gesagt, zur Reinigung der Nadis und zur Harmonisierung der Chakren bei. So wirkt sie sich auch positiv auf das Sahasrara-Chakra aus. Besonders effektiv wird die Übung, wenn du dazu das Nabho Mudra praktizierst.

**Das Nabho Mudra** ist eine spezielle Zungenhaltung zur Lenkung des Pranas. Dabei wird die Zungenspitze im Mund nach oben zum Gaumendach gebracht. Der oberste Punkt des Gaumens, der so mit der Zunge stimuliert wird, gilt als Reflexpunkt des Sahasrara-Chakras. Es ist nicht so einfach, auf Anhieb den richtigen Punkt mit der Zunge zu treffen. Versuche es ruhig einige Male. Im Idealfall wirst du, wenn deine innere Aufmerksamkeit geschult ist, Sahasrara spüren, wenn du den Punkt getroffen hast. Stelle dir dabei vor, dass von oben die Lichtenergie durch dein Chakra über das Gaumendach in dich hineinfließt. Schenke dir dabei selbst ein Lächeln und bleibe so einige Minuten in Stille.

### Ernährung und Rezeptteil

Für das Kronenchakra sind leicht verdauliche Lebensmittel ideal, die dich nicht unnötig belasten. Insbesondere eine vegane Ernährung, die aus viel frischem Obst und Gemüse besteht, wirkt sich positiv auf Sahasrara aus. Dazu solltest du viel frisches Wasser und ungesüßte Tees trinken. Ab und zu tut auch ein Glas Rotwein dem Kronenchakra gut. Iss zusätzlich vor allem violette Lebensmittel wie Blaubeeren, Brombeeren, Rote Bete, Acais und Rotkohl. Natürlich hat nicht ein bestimmtes Lebensmittel einzig Auswirkungen auf ein bestimmtes Chakra. Wenn du in die Energiearbeit gehst, kommt es immer auf das Zusammenspiel verschiedener Faktoren, Handlungen, Nahrungsmittel und innerer Zustände an. Während einige Dinge und Handlungen insbesondere auf ein bestimmtes Chakra wirken, beeinflussen andere dein gesamtes Energiesystem. Das Hauptziel ist, alle Chakren in Balance zu halten. Der folgende Smoothie ist eine Wohltat für dein Energiesystem und dein Kronenchakra.

### Rezept: Beeren-Smoothie mit Rotkohl

#### Zutaten

2 Bananen

1 Tasse Blaubeeren

1 Tasse Brombeeren

1 Handvoll Rotkohl

300 Milliliter Hafer- oder Mandelmilch

1 Esslöffel Acaipulver

#### Zubereitung

1. Schneide die Bananen und den Rotkohl in kleine Stücke. Wirf alle Zutaten in deinen Mixer und lass ihn auf höchster Stufe so lange laufen, bis kaum noch Stücke zu erkennen sind.
2. An heißen Tagen kannst du die Bananen und Beeren auch vorher für einige Stunden ins Gefrierfach legen.

## Zusammenfassung

| **Name** | **Sahasrara-Chakra, Kronenchakra, 7. Chakra** |
|---|---|
| Lage | Scheitelkrone und etwas weiter darüber |
| Entwicklungsalter | die Lebensjahre 42 bis 49 |
| Lebensthemen | Verbindung mit dem Göttlichen, Auflösung der Dualität |
| Körpersinn | Empathie |
| körperliche Symptome bei Ungleichgewicht | Störungen des Hormonsystems und der Schilddrüse |
| psychische Symptome bei Ungleichgewicht | Probleme der Nerven und des Gehirns, Empathielosigkeit, Engstirnigkeit, Langeweile |
| Farbe | Violett, Weiß |
| Element | Universum |
| Asanas | Shavasana, Shirshasana, Padmasana |
| Pranayama | Wechselatmung (Nadi Shodana) mit Nabho Mudra |
| Bija-Mantra | Stille, Om Namah Shivaya, Shiva Gayatri Mantra |
| Gottheit | Shiva |
| Edelsteine | Amethyst, Azurit, Gold, Bergkristall |
| Aromatherapie und Räuchern | Lavendel, Jasmin, Weihrauch, Geranie, Rosenholz |
| Ernährung | vegane Ernährung, Obst und Gemüse, violette Lebensmittel (Blaubeeren, Brombeere, Rote Bete, Rotkohl, Acai), Rotwein |

# Schlusswort

Wenn du bis hierhin gelesen hast, dann kannst du dir einmal selbst auf die Schulter klopfen. Du hast nun einen Grundstein gelegt, um selbstständig mit der Arbeit an deinen Chakren weiterzumachen und deine eigenen Erfahrungen zu sammeln. Mit Hilfe der Chakra-Arbeit ist es möglich, viele alltägliche Probleme zu lösen und Konflikte besser zu durchdringen. Sie wird dir dabei helfen, ein erfülltes, bewusstes und zufriedenes Leben zu führen. Falls vieles in diesem Buch neu für dich war, möchte ich dir sagen: Das war nur der Anfang. Es gibt so viel mehr zu entdecken, zu erfahren und zu lernen. Bleibe neugierig. Bei der Energiearbeit geht es immer auch darum, die eigene innere Weisheit zu schulen. Das kannst du nur, wenn du im Geist flexibel und frei bleibst. Öffne dich für alle Wahrnehmungen, die zu dir kommen – ohne Erwartung und ohne Wertung. Je mehr du in deine innere Welt vordringst, umso tiefere Schichten deines Selbst wirst du begreifen. So kann es passieren, dass du eine Asana bereits tausendmal geübt hast und der Meinung bist, sie auf allen Ebenen verstanden zu haben. Doch beim tausendundersten Mal fühlt sich plötzlich alles neu und anders an.

Neben der materiellen, grobstofflichen Welt, in der du dich die meiste Zeit aufhältst, gibt es viele weitere Ebenen, auf denen du dich bewegen kannst. Einen Zugang zu ihnen zu finden, bereichert deine persönliche Entwicklung und dein alltägliches Leben mehr, als du dir vielleicht im Augenblick vorstellen kannst. In diesem Buch habe ich versucht, dir verschiedene Werkzeuge mitzugeben, die du nutzen kannst, um Einfluss auf deine Chakren zu nehmen. Dabei musst du ihnen natürlich nicht sklavisch folgen. Es macht keinen Sinn, sich auf bloße Handlungen zu versteifen. Worauf es ankommt, ist die innere Haltung. Lerne, dich von deiner eigenen Intuition führen zu lassen. Kultiviere eine innere Haltung der Selbstfürsorge und des Wohlwollens. Nimm das Buch immer einmal wieder zur Hand und lass dich inspirieren. Lies etwas nach, wenn dir danach ist, und schaue flexibel, welche Praktiken dich ansprechen. Eine Person findet den besten Zugang über die Meditation, eine andere eher über Asanas oder Pranayama. Während die eine sich von Heilsteinen stark angezogen und energetisiert fühlt, haben diese auf eine andere zunächst gar keine Wirkung. Es gibt nicht die eine Sache, die für jede und für jeden geeignet ist. So wie jeder Mensch individuell ist, ist es auch jeder spirituelle Weg. Du brauchst dich in der Energiearbeit niemals stressen, um bei einem vermeintlichen Ziel anzukommen. Alles wird zu seiner Zeit geschehen. Deine Aufgabe ist es nur, immer wieder den Boden neu zu bestellen, damit etwas Schönes darauf wachsen kann.

Ich hoffe, dass dieses Buch dir Inspiration gibt und den Zugang ermöglicht zu der tiefen Freude, die der spirituelle Weg bereiten kann. Von Herzen wünsche ich dir ein gelassenes Leben in Fülle und innerer Freiheit.

# Anhang:

# Chakren-Selbsttest / Fragebogen

Dieser Selbsttest soll dir einen ersten Eindruck geben, welches Chakra im Moment deine Zuwendung erfordert. Natürlich kannst du auch die anderen Chakren mit in deine spirituelle Praxis einbeziehen – ohnehin ist es immer besser, wenn du dich dem Energiesystem als Ganzem widmest. Doch der Test kann eine wertvolle Hilfestellung sein, wenn du nicht viel Zeit hast oder dich fragst, mit welchem Chakra du anfangen sollst. Beantworte dafür die folgenden 42 Fragen möglichst spontan und ohne lange zu grübeln. Die Auswertung findest du im Anschluss.

| | | ja | nein | manchmal |
|---|---|---|---|---|
| 1 | Ich habe viel Freude daran, mich zu bewegen und in meinem Körper zu spüren. | | | |
| 2 | Ich liebe das Leben und habe viel Energie. | | | |
| 3 | Ich stehe mit beiden Beinen fest auf dem Boden. | | | |
| 4 | Ich besitze ein hohes Maß an Einfühlungsvermögen und Empathie. | | | |
| 5 | Ich nehme kein Blatt vor den Mund und spreche meine Wahrheit stets beherzt aus. | | | |
| 6 | Meine Verdauung funktioniert in der Regel gut und ich habe einen eher schnellen Stoffwechsel. | | | |
| 7 | Ich spreche laut und deutlich, sodass man mich gut verstehen kann. | | | |
| 8 | Entscheidungen treffe ich intuitiv und aus dem Bauch heraus. | | | |
| 9 | Ich habe einen guten Draht zu meinem Unterbewusstsein und erinnere mich oft an meine Träume. | | | |
| 10 | Es fällt mir leicht, mich zu konzentrieren und meine Aufmerksamkeit bewusst zu lenken. | | | |
| 11 | Ich fühle mich verbunden mit dem Universum. | | | |
| 12 | Ich kann gut mit Worten umgehen. | | | |
| 13 | Ich liebe es, mich mit Menschen auf einer tiefen Ebene zu verbinden. | | | |
| 14 | Ich bin ein sehr naturverbundener Mensch. | | | |

| | | | | |
|---|---|---|---|---|
| 15 | Ich habe einen guten Draht zu meinen Emotionen. | | | |
| 16 | Wenn ich etwas wirklich will, dann kann ich mich gut durchsetzen. | | | |
| 17 | Ich habe viel Freude daran, meine Sexualität auszuleben. | | | |
| 18 | Ich bin gern kreativ und drücke meine Gefühle künstlerisch aus. | | | |
| 19 | Auf meine Intuition kann ich mich immer verlassen. | | | |
| 20 | Ich habe eine starke spirituelle Ader. | | | |
| 21 | Es fällt mir leicht, meine Gefühle auszudrücken. | | | |
| 22 | Wenn ich meditiere, komme ich schnell in einen Zustand innerer Ruhe und geistiger Klarheit. | | | |
| 23 | Manchmal lebe ich eher in ätherischen Sphären als in der stofflichen Welt. | | | |
| 24 | Ich bin davon überzeugt, dass alles, was passiert, einen tieferen Sinn hat. | | | |
| 25 | Ängste und Sorgen kenne ich eher weniger. | | | |
| 26 | Ich habe ein gesundes Selbstwertgefühl. | | | |
| 27 | Harmonische Beziehungen sind sehr wichtig für mein Wohlbefinden. | | | |
| 28 | Jeder Tag meines Lebens ist für mich ein Geschenk. | | | |
| 29 | Ich liebe meinen Körper. | | | |
| 30 | Im Gegensatz zu anderen bin ich vergleichsweise kälteresistent. Oft kommt es mir so vor, als würde ich von innen regelrecht glühen. | | | |

| | | | | |
|---|---|---|---|---|
| 31 | Ich habe kein Problem damit, vor größeren Menschenmengen zu sprechen. Dabei fällt es mir leicht, andere zu begeistern und mitzureißen. | | | |
| 32 | Meine spirituelle Praxis ist ein wichtiger Bestandteil meines Lebens. | | | |
| 33 | Ich bin nicht besonders nachtragend und kann anderen leicht vergeben. | | | |
| 34 | Ich habe eine gute Verbindung zu meiner inneren Weisheit. | | | |
| 35 | Ich kenne das Gefühl gut, mit dem Leben im Fluss zu sein. | | | |
| 36 | Das Gefühl der Einsamkeit erlebe ich selten. Es fällt mir leicht, mit anderen in Verbindung zu treten. | | | |
| 37 | Ich lasse mich gern von meinen Leidenschaften leiten. Wenn mir etwas wichtig ist, dann bin ich aus vollem Herzen dabei. | | | |
| 38 | Ich spüre meine eigenen Bedürfnisse deutlich und finde es leicht, sie zu äußern und für mich selbst einzustehen. | | | |
| 39 | Meine Hände und Füße fühlen sich meist warm an und sind gut durchblutet. | | | |
| 40 | Manchmal werden Dinge tatsächlich wahr, die ich mir vorgestellt oder im Traum gesehen habe. | | | |
| 41 | Ich habe einen starken Willen und es passiert öfter, dass ich dadurch Situationen dominiere. | | | |
| 42 | Es fällt mir eher leicht, an meiner spirituellen Praxis dranzubleiben. | | | |

## Auswertung

Jedem der sieben Chakren sind insgesamt sechs Fragen zugeordnet:

Wurzelchakra: 1, 3, 14, 25, 29, 39

Sakralchakra: 2, 15, 17, 28, 35, 37

Nabelchakra: 6, 8, 16, 26, 30, 41

Herzchakra: 4, 13, 18, 27, 33, 36

Kehlchakra: 5, 7, 12, 21, 31, 38

Stirnchakra: 9, 10, 19, 20, 34, 42

Kronenchakra: 11, 22, 23, 24, 32, 40

Für die Auswertung nimmst du dir nun jedes Chakra einzeln vor. Um herauszulesen, ob das jeweilige Chakra blockiert oder im Ungleichgewicht sein könnte, berechnest du jeweils einen Score:

Für jedes „Ja", das du angekreuzt hast, rechnest du +1.

Für jedes „Nein", das du angekreuzt hast, rechnest du –1.

Für jedes „Manchmal", das du angekreuzt hast, lässt du die Zahl, wie sie ist.

Auf diese Weise erhältst du einen Wert auf einer Skala zwischen +6 und –6. Je niedriger der Wert, umso schwächer ist dein Chakra ausgebildet; je höher der Wert, umso harmonischer und aktiver funktioniert es. Besonders aufschlussreich ist der Test, wenn du die Werte für alle sieben Chakren berechnest. So kannst du deine Chakren miteinander vergleichen und siehst, ob sie ähnlich stark oder ähnlich schwach funktionieren. Vielleicht ist auch ein Chakra ganz besonders ausgeprägt und du kannst es dir in deinem Alltag als Ressource bewusst machen. Auf jeden Fall siehst du so auf Anhieb, welche Chakren deutlich schwächer als andere sind – denen kannst du dich dann zuerst zuwenden.

# Glossar

**Agni:** Der hinduistische Feuergott steht auch für das Verdauungsfeuer, das dabei hilft, Nahrungsmittel problemlos zu verstoffwechseln. Ist Agni zu schwach, kommt es zu einer trägen Verdauung und der Anlagerung von Schlacken.

**Ajna-Chakra:** Das sechste der sieben Hauptchakren, das sich zwischen den Augenbrauen, am Punkt des dritten Auges, befindet und für Geistesklarheit und Wissen steht, wird auch Stirnchakra genannt.

**Anahata-Chakra:** Das vierte der sieben Hauptchakren, das sich auf der Höhe des Herzens befindet und für Liebesfähigkeit und Freude steht, wird auch Herzchakra genannt.

**Anandamaya Kosha:** Gemäß dem Pancha-Kosha-Modell der Vedanta-Tradition die innerste der fünf Hüllen des Menschen, die auch „Wonnehülle“ genannt wird, da sie den innersten Kern beschreibt, dessen Erkennen mit einem Gefühl höchster Glückseligkeit einhergeht.

**Annamaya Kosha:** Gemäß dem Pancha-Kosha-Modell der Vedanta-Tradition die äußerste der fünf Hüllen des Menschen, die Nahrungshülle, mit Sthula Sharira (dem physischen Körper) gleichzusetzen.

**Astralebene:** Eine Existenzebene, die in diversen esoterischen und spirituellen Philosophien postuliert wird. Es handelt sich um die Ebene des Feinstofflichen und Ätherischen, die der Mensch nach dem Tod sowie in tiefer Meditation, im Tiefschlaf oder in Entspannung erreichen kann.

**Aura:** In unterschiedlichen spirituellen Traditionen der Energiekörper des Menschen, der aus verschiedenen Hüllen besteht, von denen jede eine eigene Schwingung und Farbe haben kann.

**Bandha:** Durch anatomische Kontraktionen herbeigeführter Energieverschluss im Yoga, der zum Ziel hat, Prana auf eine bestimmte Weise zu lenken. Es gibt drei große Bandhas: Mula Bandha (Beckenbodenverschluss), Uddiyana Bandha (Bauchverschluss) und Jalandhara Bandha (Kehlverschluss).

**Bhagavad Gita:** Eine zentrale Schrift des Hinduismus, die in Form eines spirituellen Gedichts geschrieben und Teil des Mahabharata, eines größeren Epos, ist. Traditionell gilt sie als Essenz der Veden, da sie stark von der vedischen Tradition inspiriert worden ist.

**Bija-Mantra:** Ein Mantra, das aus einer einzigen Silbe besteht und die Essenz einer Gottheit, eines Chakras oder eines bestimmten Konzeptes trägt. Es besitzt besonders große spirituelle Kräfte.

**Brahma:** Einer der drei Hauptgötter des Hinduismus, der das Prinzip der Schöpfung darstellt. Die anderen beiden Götter der hinduistischen Trinität sind Vishnu und Shiva.

**Brahmari:** Pranayama, das Entspannung und innere Ausgeglichenheit fördert und in seinem Klang an das Summen von Bienen erinnert.

**Chakra:** Energiezentrum, in dem sich viele Nadis (Energiebahnen) kreuzen, das Schwingungen aus der Umwelt und dem Kosmos empfängt und sie im Organismus verteilt. Die meisten spirituellen Traditionen gehen von sieben Hauptchakren entlang der Wirbelsäule aus, einige auch von neun.

**Devata:** Im Hinduismus bezeichnet dieser Begriff ein göttliches Wesen oder eine Gottheit.

**Dosha:** Im Ayurveda eine anregende oder hemmende Bioenergie. Es gibt insgesamt drei Doshas, die in jeweils unterschiedlichen Ausprägungen in jedem Lebewesen zu finden sind: Vata, Pitta und Kapha. Sind die Doshas in Harmonie, ist ein Individuum gesund und leistungsfähig. Bei Ungleichgewichten kann es jedoch zu Störungen und Krankheitssymptomen kommen.

**Ganesha:** Eine populäre hinduistische Gottheit, die mit einem Elefantenkopf und vier Armen dargestellt wird und als gütiger und freundlicher Gott gilt, der eine schelmische Seite und einen dicken Bauch besitzt. So verkörpert er die Einheit der spirituell-göttlichen und der erdverbunden-körperlichen Sphäre.

**Homa:** Hinduistische Opferzeremonie, bei der verschiedene Opfergaben ins Feuer gegeben werden.

**Ida Nadi:** Feinstofflicher Energiekanal auf der linken Seite des Körpers und zusammen mit Pingala und Sushumna einer der drei wichtigsten Nadis. Er steht für das weibliche Prinzip und ist in Verbindung mit der Mondenergie.

**Jalandhara Bandha:** Als Kehlverschluss das oberste der drei Bandhas, das dazu führt, dass das Prana nicht in den Kopf aufsteigen kann, sondern stattdessen in der Kehlgegend gehalten wird.

**Kapalabhati:** Bedeutet übersetzt „scheinender Schädel" und ist ein fortgeschrittenes Pranayama, das den Organismus auf allen Ebenen reinigen und die Konzentration erhöhen kann.

**Kapha Dosha:** Eine der drei Grundkonstitutionen im Ayurveda, deren Merkmale Ruhe und Erdung sind. Die anderen beiden Doshas sind Vata und Pitta.

**Karana Sharira:** Bezeichnet in der Vedanta-Tradition den archetypischen Kausalkörper, der ursächlich sowohl dem physischen Körper (Sthula Sharira) als auch dem Astralkörper (Sukhshma Sharira) zugrunde liegt.

**Kausalebene:** Eine Existenzebene, die in diversen esoterischen und spirituellen Philosophien eine Rolle spielt. Es handelt sich um eine Ebene der Archetypen und Urbilder, die jenseits von Raum und Zeit existieren.

**Kundalini:** Eine in den tantrischen Schriften beschriebene Kraft, die jedem Menschen innewohnt und dessen ureigenstes Potenzial darstellt. Sie wird symbolisiert durch eine zusammengerollte Schlange, die am unteren Ende der Wirbelsäule schläft und erst durch verschiedene spirituelle Praktiken erweckt werden kann.

**Manipura-Chakra:** Das dritte der sieben Hauptchakren wird auch Nabelchakra oder Sonnengeflecht genannt. Es befindet sich im Bereich des Solarplexus und stellt das Zentrum der Energie dar.

**Manomaya Kosha:** Gemäß dem Pancha-Kosha-Modell der Vedanta-Tradition die dritte der fünf Hüllen des Menschen, die das Denken, die Sinneswahrnehmungen, Instinkte und Affekte umfasst.

**Moksha:** Bedeutet auf Sanskrit „Befreiung" oder „Erlösung" und meint das Ausbrechen aus dem Kreislauf der Wiedergeburten. Es gilt im Hinduismus als höchstes Lebensziel.

**Mudra:** Eine bestimmte Haltung der Hände oder Füße, die das Prana lenken und die Chakren aktivieren soll. Dabei steht jeder Finger für ein bestimmtes Chakra und ein Element.

**Mula Bandha**: Als Beckenbodenverschluss das erste der drei Bandhas.

**Muladhara-Chakra:** Das unterste der sieben Hauptchakren wird auch Wurzelchakra genannt. Es befindet sich am unteren Ende der Wirbelsäule und stellt das Fundament des Energiekörpers dar.

**Nadis:** In der Yogaphilosophie und im Tantra feinstoffliche Energiebahnen, die den ganzen Organismus durchziehen und mit Prana versorgen.

**Pingala Nadi:** Feinstofflicher Energiekanal auf der rechten Seite des Körpers, der neben Ida und Sushumna einer der wichtigsten Nadis ist, für das männliche Prinzip steht und in Verbindung mit der Sonnenenergie ist.

**Pitta Dosha:** Eine der drei Grundkonstitutionen im Ayurveda, die durch das Gleichgewicht von Feuer und Wasser gekennzeichnet ist. Die anderen beiden Doshas sind Vata und Kapha.

**Prana:** Meint im Hinduismus die universelle Lebenskraft und ist vergleichbar mit dem Qi der traditionellen chinesischen Medizin.

**Pranamaya Kosha:** Gemäß dem Pancha-Kosha-Modell der Vedanta-Tradition die zweite der fünf Hüllen des Menschen. Auf ihr sind auch Nadis und Chakren anzusiedeln.

**Pranayama:** Pranayama werden im Yoga die Atemübungen genannt. Sie haben das Ziel, die Lebensenergie zu stärken und gezielt zu lenken.

**Sahasrara-Chakra:** Das oberste der sieben Hauptchakren, das sich über dem Scheitel befindet und den Zugang zum höheren Selbst und dem Universum darstellt, wird auch Kronenchakra genannt.

**Samadhi:** Begriff des Hinduismus und anderer indischer Lehren, der einen besonderen Bewusstseinszustand beschreibt und manchmal mit „Erleuchtung“ übersetzt wird. Samadhi ist die vollständige Auflösung des dualistischen Bewusstseins und das Aufgehen in dem Objekt, über das meditiert wird. Dieser Zustand hat verschiedene Stufen, die letzte heißt Mahasamadhi (großer Samadhi) und wird erreicht, wenn der Yogin / die Yogini mit seinem/ihrem Tod den physischen Körper verlässt.

**Sanskrit:** Eine Sammelbezeichnung für verschiedene Varianten der altindischen Sprache, die heute als heilige Sprache im Hinduismus gilt, da in ihr die religiösen Texte hauptsächlich überliefert worden sind.

**Satsang:** Ein spirituelles Zusammentreffen zum gemeinsamen Meditieren und Rezitieren von Mantras. Manchmal werden auch Vorträge gehalten oder es wird aus heiligen Schriften vorgelesen.

**Sthula Sharira:** Bezeichnet in der Vedanta-Tradition den grobstofflichen (physischen) Körper und ist mit Annamaya Kosha (Nahrungshülle) gleichzusetzen. Er stellt den äußersten der drei Körper dar, die anderen beiden sind Sukshma Sharira (feinstofflicher oder Astralkörper) und Karana Sharira (Kausalkörper).

**Sukhshma Sharira:** Bezeichnet in der Vedanta-Tradition den feinstofflichen Astralkörper. Im Modell der drei Körper und fünf Hüllen befindet er sich zwischen Sthula Sharira (dem physischen Körper) und Karana Sharira (dem Kausalkörper).

**Sushumna Nadi:** Feinstofflicher Energiekanal, der entlang der Wirbelsäule verläuft und zusammen mit Ida und Pingala einer der wichtigsten Nadis ist. Er ist der mittlere Energiekanal, durch den in der Tantraphilosophie die Kundalini-Energie nach oben aufsteigt und dabei alle sieben Chakren durchläuft.

**Svadhisthana-Chakra:** Das zweite der sieben Hauptchakren wird auch Sakralchakra genannt, befindet sich auf Höhe des Kreuzbeins und stellt das Zentrum der Instinkte, Sexualität und Kreativität dar.

**Tantra/Tantrismus:** Eine Strömung innerhalb des Hinduismus und später auch des Buddhismus, die viele wesentliche Elemente des klassischen Yogas aufgreift und es als höchstes Ziel versteht, Erleuchtung zu erlangen. Anders als beim Yoga sind sinnliche Leidenschaften und Bedürfnisse ein integraler Bestandteil des Tantrismus.

**Uddiyana Bandha:** Das zweite der drei Bandhas wird auch Bauchverschluss genannt, da dabei hauptsächlich die Region um den Bauchnabel und das Zwerchfell eingebunden wird. Wirkt anregend auf die Verdauung und auf das Svadhisthana-Chakra.

**Ujjayi:** Diese im Yoga eingesetzte Atemtechnik kontrolliert und vertieft den Atem und kann sowohl einzeln als auch in Kombination mit verschiedenen Asanas geübt werden.

**Upanishaden:** Der letzte Teil der Veden, der im Hinduismus als Überlieferung der Götter gilt. Die Veden bestehen aus vier Teilen, die wiederum in jeweils vier Abschnitte unterteilt werden. Der jeweils letzte Abschnitt wird als Upanishaden bezeichnet und enthält vor allem die mystischen und philosophischen Aspekte der Veden.

**Vata Dosha:** Eine der drei Grundkonstitutionen im Ayurveda, in deren Zentrum die Eigenschaften von Wind und Raum vorherrschen. Die anderen beiden Doshas sind Pitta und Kapha.

**Vijnanamaya Kosha:** Gemäß dem Pancha-Kosha-Modell der Vedanta-Tradition die vierte der fünf Hüllen des Menschen, die Intuition, Erkenntnis und Wissen umfasst.

**Vishnu Mudra:** Eine bestimmte energielenkende Handhaltung aus dem Kundalini-Yoga, die Friedfertigkeit und Ruhe erzeugen soll.

**Vishnu:** Einer der drei Hauptgötter des Hinduismus, der das erhaltende Prinzip darstellt. Die anderen beiden Götter der hinduistischen Trinität sind Brahma und Shiva.

**Vishuddha-Chakra:** Das fünfte der sieben Hauptchakren, das um den Kehlkopf herum lokalisiert wird und für Kommunikation und Ausdrucksfähigkeit steht, wird auch Kehlchakra genannt.

# Literatur

**Bücher**

B. K. S. Iyengar: Licht auf Pranayama: Das grundlegende Lehrbuch der Atemschule des Yoga. München: O. W. Barth 2012.

Bader, Marlis: Räuchern mit heimischen Kräutern. Anwendung, Wirkung und Rituale im Jahreskreis. München: Goldmann 2008.

Dr. med. Bracht, Petra: Intervallfasten. Für ein langes Leben – schlank und gesund. München: Gräfe und Unzer Verlag 2018.

Buß, Johanna: Hinduismus für Dummies. Weinheim: Wiley-VHC-Verlag 2019.

Erlenbach, Samuel: Die Kraft Ihrer 9 Chakren: Wie Sie mit Chakra-Meditation, Yoga & Co. eine nie dagewesene Lebensenergie entfachen, Ihre Selbstheilungskräfte aktivieren und zur holistischen Gesundheit gelangen. Hamburg: Books-World 2021.

Felber, Thomas: Vedanta Lexikon. Norderstedt: BoD 2018.

Gienger, Michael: Heilsteine. 555 Steine von A–Z. Saarbrücken: Neue Erde 2018.

Giese, Linda: Chakra-Food: Kochen als Heilung. Grafing: Aquamarin Verlag 2020.

Hamann, Brigitte: Geheimnisvolle Zirbeldrüse. Rottenburg a. N.: Kopp Verlag 2021.

Harish, Johari: Chakras: Energy Centers of Transformation. Rochester, Vermont: Destiny Books 2000.

Harper, Katherine Anne; Brown, Robert L. (Hrsg.): The Roots of Tantra. Albany: State University of New York Press 2002.

Lad, Vasant; Frawley, David: Die Ayurveda-Pflanzenheilkunde: Der Yoga der Heilkräuter. Aitrang: Windpferd 2020.

Leland, Kurt: Das Chakra-System: Der Schlüssel zum Verständnis des Menschen. München: Aquamarin Verlag 2021.

Dr. med. Lützner, Hellmut: Wie neugeboren durch Fasten. München: Gräfe und Unzer Verlag 2013.

Osho: Das Chakra Buch: Energie und Heilkraft der feinstofflichen Körper. Köln: Innenwelt Verlag 2007.

Powell, Arthur E.: Der Astralkörper. Der Gefühlskörper des Menschen und seine Fähigkeiten. Grafing: Aquamarin Verlag 2021.

Skuban, Ralph: Patanjalis Yogasutra – Der Königsweg zu einem weisen Leben. München: Arkana 2011.

Swami Svatmarama: Hatha Yoga Pradipika. Die Leuchte des Yoga. Hamburg: Phänomen-Verlag Norina Ebele 2004.

Swami Saradananda: Entdecke die Kraft der Mudras: Der Energie-Kick für alle Lebenslagen. München: Lotos 2016.

Swami Vishnudevananda: Das große illustrierte Yogabuch. Bielefeld: Aurum 2014.

Unger, Carsten; Hoffmann-Unger, Katrin: Yoga und Psychologie. Persönliches Wachstum und Risiken auf dem Übungsweg. Ein Leitfaden für Übende und Lehrende. Ahrensburg: verlag ganzheitlich leben 2014.

Zobernig, Annemarie: Räuchern für die Seele. Energien reinigen, harmonisieren und stärken. Murnau a. Staffelsee: Mankau Verlag 2019.

**Internetquellen**

www.chakren.net

www.chakra108.de

https://wiki.yoga-vidya.de

## Deine Meinung ist uns wichtig!

Du hast eine Anregung, Lob oder Kritik? Teile uns einfach mit, was Dir besonders gefallen hat oder wir besser machen können – deine Meinung zählt! Wir nehmen Deine Anregungen gerne auf, um unsere Bücher kontinuierlich zu verbessern.

Bitte maile uns: **chakren@e.mail.de**

Außerdem freuen wir uns, wenn Du uns eine Bewertung auf Amazon hinterlässt. Dadurch hilfst Du auch anderen Lesern auf Amazon eine bessere Kaufentscheidung zu treffen.

Jetzt QR-Code scannen und Bewertung abgeben:

# Impressum



Umschlaggestaltung und Satz: Sprudelkopf Design – Jasmin Raif, www.sprudelkoepfe.com

Umschlagmotiv: iStockphoto / © Marina Demidova

Lektorat: Schreibwerkstatt e. U. – www.schreibwerkstatt.co.at

Der Soulmate Verlag wird vertreten durch:

Xaver Muth

Ostring 13

63796 Kahl am Main

Deutschland

Soulmate Verlag

ISBN: 978-9-4648532-6-1

Dieses Buch wurde in Übereinstimmung mit den GPSR-Richtlinien der EU zur Sicherheit von Produkten erstellt.

Die Verordnung über die allgemeine Produktsicherheit ist der aktualisierte Rahmen der Europäischen Union, um sicherzustellen, dass alle Verbraucherprodukte, einschließlich Bücher, für Verbraucher sicher sind.

Dieses Buch wurde von Libri Plureos GmbH gedruckt. Der Drucker hat Sicherheitszertifikate für die verwendeten Materialien wie Tinte, Papier und Kleber ausgestellt.

Die Produktkennung ist: 9783982469409

Der Autor ist für den Inhalt des Buches verantwortlich und hat das Buch von Bookmundo produzieren lassen.

Sollten Sie Fragen zur Sicherheit des Produkts haben, kontaktieren Sie uns bitte.

Bookmundo
Delftsestraat 33
3013AE Rotterdam
Die Niederlande
info@bookmundo.com